SAÚDE e bem-estar na EDUCAÇÃO INFANTIL

Dados Internacionais de Catalogação na Publicação (CIP)
(Câmara Brasileira do Livro, SP, Brasil)

Maranhão, Damaris Gomes
Saúde e bem-estar na educação infantil / Damaris Gomes Maranhão. -- São Paulo : Cortez, 2022.

Bibliografia.
ISBN 978-65-5555-321-5

1. Bem-estar 2. Doenças - Prevenção 3. Educação infantil 4. Saúde I. Título.

22-125911 CDD-372.21

Índices para catálogo sistemático:

1. Saúde e bem-estar : Educação infantil 372.21

Cibele Maria Dias - Bibliotecária - CRB-8/9427

Damaris Gomes Maranhão

Saúde e bem-estar na Educação Infantil

São Paulo – SP

2022

CORTEZ EDITORA

SAÚDE E BEM-ESTAR NA EDUCAÇÃO INFANTIL
Damaris Gomes Maranhão

Capa: de Sign Arte Visual
Preparação de originais: Jaci Dantas de Oliveira
Revisão: Ana Paula Luccisano
Editora-assistente: Priscila F. Augusto
Diagramação: Linea Editora
Coordenação editorial: Danilo A. Q. Morales
Direção editorial: Miriam Cortez

Direitos para esta edição
CORTEZ EDITORA
R. Monte Alegre, 1074 — Perdizes
05014-001 — São Paulo-SP
Tel.: +55 11 3864 0111
cortez@cortezeditora.com.br
www.cortezeditora.com.br

Impresso no Brasil – outubro de 2022

Sumário

Agradecimentos

Agradecemos o incentivo para a produção deste livro, a leitura crítica, as sugestões na organização do texto e autoria do Posfácio pela Professora Livre-Docente em Educação da Faculdade de Filosofia, Ciências e Letras da Universidade de São Paulo, Ribeirão Preto (FFCLRP-USP), Zilma Ramos de Oliveira, com quem tive a honra de trabalhar em consultorias no Ministério da Educação (MEC) e como docente do Curso de Pós-Graduação em Gestão Pedagógica e Formação em Educação Infantil do Instituto Superior de Educação Vera Cruz.

Agradecemos a autoria do Prefácio, leitura crítica, sugestões e incentivo da Médica Pediatra e Mestre em Medicina Julia Kerr Catunda, com quem tive a honra de trabalhar na supervisão das creches corporativas.

Agradecemos também a colaboração da Médica Pediatra e Mestre em Saúde Pública Flavia Madalosso Kerr, que colaborou na leitura do texto sobre sono e na discussão e encaminhamento de vários casos de crianças citados nesta obra.

Agradecemos também à Médica Pediatra e Infectologista Maria Aparecida Gadiani Ferrarini, Professora Doutora da Universidade Federal de São Paulo (Unifesp), que fez a leitura crítica do texto sobre doenças transmissíveis.

Agradeço aos parceiros dos projetos de formação realizados pelo Instituto Avisalá desde 1994; aos gestores e educadores do CEI Manoel

Bispo dos Santos — Grão da Vida, onde acompanhei estágio dos alunos de Graduação em Enfermagem da Universidade de Santo Amaro (Unisa) por 15 anos, oportunizando-nos acompanhar o crescimento e desenvolvimento das crianças, alguns relatados nesta obra. Agradeço também a oportunidade de aprender com os profissionais, crianças e familiares das creches corporativas administradas pelo Centro de Educação e Formação — CEDUC.

Agradeço as oportunidades, convites e apoio da Professora Rita Coelho, Coordenadora Nacional da Educação Infantil no MEC entre anos de 2007 e 2016.

Prefácio

As experiências da infância exercem enorme influência sobre o indivíduo adulto, pois fundamentam seu desenvolvimento emocional e cognitivo, formação do caráter, construção da cidadania e conscientização dos direitos e deveres. A noção de que há que se investir na infância para criar um futuro melhor é reconhecida por todos os campos da ciência. A Educação Infantil encontra-se, portanto, em posição privilegiada para a estruturação do humano em cada uma de suas dimensões. Diversas perspectivas precisam ser consideradas, desde a concretude do espaço físico até a amplidão do olhar atento e receptivo do cuidador, invariavelmente permeadas pela responsabilidade de promover a saúde.

Nesta obra, a autora nos brinda com a agradável leitura de um documento completo, em que compartilha seu profundo conhecimento da realidade da saúde no contexto da Educação Infantil. Transita da psicologia à prática educacional com leveza, integrando competências e dando sentido ao cuidado. O texto menciona exemplos esclarecedores, trazidos da vasta experiência da escritora. Todos carregados de imenso respeito à criança e sua família, bem como ao cuidador, reconhecido aqui como protagonista. A essência da promoção à saúde é transmitida minuciosamente e com nitidez, embasada por dados reais de relevância incontestável. Dessa forma, este livro surge como leitura indispensável a todo aquele que se dedicar à nobre missão de educar crianças.

Dra. Julia Kerr Catunda Machado

Graduada em Medicina pela Pontifícia Universidade Católica de São Paulo (PUC-SP), com Residência em Pediatria e Mestrado em Pediatria da Criança e do Adolescente na Santa Casa de Misericórdia de São Paulo. Atualmente é Professora de Medicina e Supervisora do Programa de Residência Médica do Adolescente do Hospital Regional de Presidente Prudente e do Programa em Especialização em Medicina do Adolescente da Universidade do Oeste Paulista (Unoeste). Trabalhou como pediatra e consultora de equipes de gestão de creches corporativas em parceria com a autora.

Apresentação

Este livro tem como objetivo convidar os professores da Educação Infantil para refletirem sobre a concepção, atitudes e procedimentos de cuidados integrados às ações educacionais das crianças desde os bebês. Tem como base a concepção de cuidado formulado pelo filósofo Milton Mayroff (1971, p. 9):

> A base do cuidado é compreender como ajudar o outro a desenvolver-se como ser humano. Para cuidar de alguém eu devo saber muitas coisas. Saber quem o outro é, quais são suas potencialidades e limitações, quais são suas necessidades, o que conduz ao seu crescimento. Eu devo saber também como responder às suas necessidades e quais são minhas próprias capacidades e limitações.

Escrever para professores refletindo sobre o aprimoramento de suas atitudes e procedimentos de cuidados, tanto da perspectiva das ciências pedagógicas como das ciências da saúde, visa contribuir tanto para a qualificação dos serviços educacionais como para o papel da escola na construção social da saúde e bem-estar para todos ao longo da vida. O cuidado cotidiano, que se constitui em atitudes e procedimentos de acolhimento, proteção, conforto, alimentação, repouso, exposição adequada ao sol, movimentação livre e segura, entre outras necessidades das crianças, protege a vida e promove o crescimento e desenvolvimento integral saudável.

Ao mesmo tempo, ao ser bem cuidada e participar com seus meios de ação, tanto no contexto familiar como no contexto de educação infantil, a criança desde bebê pode constituir experiências que contribuem para o desenvolvimento da noção de consciência corporal, base da noção simbólica do EU em relação ao OUTRO e aos diversos grupos sociais com os quais tem oportunidade de interagir. Concomitantemente, ela cresce e desenvolve as habilidades motoras próprias da espécie e aprimoradas em cada cultura, como sustentar o pescoço, olhar, abrir as mãos, pegar, soltar, levantar o tronco, rolar, sentar-se, locomover-se sozinha. Ao mesmo tempo, desenvolve a atenção, a percepção, a memória, a imaginação, a linguagem e o pensamento.

É recente o olhar para como deve ser a atenção dada ao bebê em ambientes de educação, que têm uma organização diversa dos ambientes familiares ou dos serviços de saúde. A produção acadêmica no âmbito da Pedagogia tem se mostrado potente no que se refere ao aprendizado da linguagem, da dança, da pintura etc. Contudo, saberes sobre como cuidar da saúde e do bem-estar das crianças nesse contexto ainda são iniciantes.

Os profissionais de saúde são especialistas em cuidados preventivos, terapêuticos e paliativos, mas necessitam da parceria dos profissionais da educação para a complexa tarefa de educar para promover a saúde, entendendo isso como um direito da criança. Para garantir esse direito ao longo do ciclo vital, é preciso consciência e compromisso de todos os indivíduos, famílias, comunidades, instituições, setores e profissionais de saúde e de educação. A participação dos professores é fundamental nesse processo, na medida em que eles, contemporaneamente, compartilham com as famílias os cuidados cotidianos das crianças desde bebês (Silveira; Pereira, 2004).

Ao mesmo tempo que compete aos professores acolher, confortar, alimentar, limpar, proteger, interagir para promover o bem-estar, e promover o crescimento e desenvolvimento saudável de todas as crianças, eles precisam considerá-las sujeitos ativos no processo de aprendizagem do autocuidado, do cuidado com os outros e com o ambiente.

A revisão desses conceitos primordiais, que incluem os rituais, valores e crenças que influenciam a organização e expressão dos cuidados em cada cultura, requer, cada vez mais, a contribuição da Pedagogia, na medida em que as pessoas desde bebês precisam aprender em ambientes de educação coletiva como manter a vida, a saúde e o bem-estar.

Embora o foco deste livro seja a Educação Infantil, ou seja, para professores de crianças menores de 6 anos, o cuidado como atitude que busca identificar e atender à necessidade do outro precisa ser considerado inerente às outras etapas da educação, conforme pesquisa realizada na Universidade de Alberta, Canadá.

> Embora todos reconheçam a importância do "professor que cuida", existe pouco reconhecimento do cuidado como uma questão no nível da formulação de políticas educacionais. Os achados desta pesquisa sugerem que, para o professor, a relação entre cuidar e saber é complexa e envolve um processo reflexivo constante (Webb; Blond, 1995, p. 611).

A preocupação com a saúde se torna mais evidente durante epidemias, que sempre impactaram a história (Ujvari, 2021). Com a emergência da covid-19, as equipes escolares se viram necessitando de referenciais seguros para orientar as famílias nos períodos de quarentena da instituição educacional e no retorno às atividades. As práticas até então efetivadas tiveram de ser repensadas.

Considerando que é preciso situar a perspectiva que se aborda os cuidados integrados às ações educativas, prioriza-se no primeiro capítulo a perspectiva pedagógica que foi produzida a convite da Coordenação da Educação Infantil do Ministério da Educação para subsidiar no processo de construção da Base Nacional Comum

Curricular (BNCC) (Brasil, 2018), evidenciando a interseção do cuidado nos diversos campos de experiência das crianças.

Nos próximos capítulos, abordam-se o cuidar e o educar na perspectiva das ciências da saúde, considerando a promoção do crescimento e desenvolvimento, a prevenção e o controle das doenças no contexto educacional. Para isso, é preciso que professores revisitem seus conhecimentos sobre crescimento e desenvolvimento psicofísico, nutrição, principais riscos à saúde na primeira infância, e as atitudes e os procedimentos preventivos no contexto de educação infantil.

No decorrer dos capítulos, há relatos de várias experiências da autora em sua trajetória de enfermeira especialista em Saúde Coletiva, mestre em Enfermagem Pediátrica e professora doutora em Ciências da Saúde, atuando há 42 anos na formação básica e continuada de profissionais de saúde e de educação, assim como na supervisão e consultoria aos serviços de educação infantil públicos e privados.

Damaris Gomes Maranhão

Capítulo 1

Aprendizagens das crianças para o cuidado de si, do outro e do ambiente

Certo dia, ao atravessar um rio, Cuidado viu um pedaço de barro. Logo teve uma ideia inspirada. Tomou um pouco de barro e começou a dar-lhe forma. Enquanto contemplava o que havia feito, apareceu Júpiter. Cuidado pediu-lhe que soprasse espírito nele. O que Júpiter fez de bom grado. Quando, porém, Cuidado quis dar um nome à criatura que havia moldado, Júpiter o proibiu. Exigiu que fosse imposto o seu nome. Enquanto Júpiter e Cuidado discutiam, surgiu, de repente, a Terra. Quis também ela conferir o seu nome à criatura, pois fora feita de barro, material do corpo da Terra. Originou-se então uma discussão generalizada. De comum acordo, pediram a Saturno que funcionasse como árbitro. Este tomou a seguinte decisão, que pareceu justa: "Você, Júpiter, deu-lhe o espírito; receberá, pois, de volta este espírito por ocasião da morte dessa criatura. Você, Terra, deu-lhe o corpo; receberá, portanto, também de volta o seu corpo quando essa criatura morrer. Mas como você, Cuidado, foi quem, por primeiro, moldou a criatura, ficará sob seus cuidados enquanto ela viver. E uma vez que entre vocês há acalorada discussão acerca do nome, decido eu: esta criatura será chamada Homem, isto é, feita de húmus, que significa terra fértil".

(Fábula de Higino)

Saúde e bem-estar

Ter Saúde e Bem-estar é um desejo e um direito de todos os indivíduos em todas as sociedades. Entre os ritos de celebração de aniversários, casamentos, nascimentos, passagem de ano, é costume as pessoas desejarem ou brindarem "Saúde" em primeiro lugar, o que revela a importância desse estado ao longo da vida, para todas as outras realizações.

O estado de saúde é dinâmico, percebido como bem-estar corporal e mental, mas em constante equilíbrio, resultante das relações do sujeito com o meio físico e social. Objetivamente, corresponde a determinados padrões de funcionamento orgânico e psíquico que possibilitam vida, crescimento, interação, convivência, expressão, criação, comunicação e desenvolvimento humano integral, de acordo com as características de cada indivíduo e no contexto de sua cultura.

A Promoção da Saúde, segundo o conceito formulado e proposto na Carta de Ottawa, documento que resultou da I Conferência Internacional sobre Promoção da Saúde realizada no Canadá em 1986, caracteriza-se como "um processo de capacitação da comunidade para atuar na melhoria de sua qualidade de vida e saúde, incluindo um melhor controle desse processo" (WHO, 1986 n. p.).

Assim, promover a saúde significa dar poder às pessoas por meio do conhecimento e da reflexão crítica sobre as escolhas individuais e coletivas que impactam no modo e estilo de vida, no cuidado mútuo e com o ambiente.

Os indicadores de uma instituição de educação infantil promotora da saúde estão previstos no texto "Saúde e bem-estar das crianças: uma meta para educadores, familiares e profissionais de saúde", submetido à consulta pública e publicado no site do Ministério da Educação, complementando as Diretrizes Curriculares Nacionais de Educação Infantil (Maranhão, 2010).

O cuidado como primeira experiência humana

Tradicionalmente, o cuidado corporal dado a uma criança na creche ou pré-escola é percebido pelo senso comum como procedimentos mais ou menos simples e repetitivos. Algo que precisa ser feito, mas que não exige muita reflexão do professor, que tem a função primeira "e mais nobre" de educar. Contudo, no humano, não se dissocia o cuidado do corpo de sua significação.

Ao cuidar das crianças para manter sua vitalidade e bem-estar em cada momento, os que estão responsáveis por elas fornecem-lhes referências, modelos e sensações que constituem atitudes, comportamentos, posturas e técnicas, significados e comunicados pelas linguagens. Assim se mantêm e se modificam ao longo do processo histórico e cultural costumes, rituais, técnicas, crenças e conhecimentos acumulados pela humanidade sobre como manter e perpetuar a espécie.

O cuidado como atitude e ações humanas é constituinte da possibilidade de autonomia, da responsabilidade, da solidariedade, do respeito ao bem comum, ao meio ambiente, de diferentes culturas, identidades e singularidades. O cuidado humano também é base dos direitos de cidadania. Em todas as sociedades, as diferentes técnicas de cuidado com o corpo, incluindo os cuidados com os cabelos, com o vestuário, com o preparo e maneiras de servir e consumir os alimentos, e de organizar e cuidar da habitação, são orientadas não apenas por uma técnica, mas também por uma estética, constituindo-se formas de expressão, identidade e comunicação humanas. O cuidado mútuo obriga uma interação face a face, corpo a corpo, que repercute no desenvolvimento pleno e integral, na construção da identidade pessoal e na sociabilidade que nos caracteriza como humanos.

Os cuidados sempre têm como primeiro objetivo manter a vida e aliviar tensões, ou seja, manter o equilíbrio, mesmo que temporário. A manutenção da vida inclui a continuidade da espécie. Os humanos, por serem seres conscientes da existência e da finitude da vida, perpetuam-se por meio de seu grupo étnico, social, familiar através da educação, visando à transferência de saberes e técnicas de sobrevivência, à continuidade de sua história, de suas produções e de tudo que denominamos de cultura.

Os conhecimentos ou epistemologia do processo de cuidado humano em toda sua riqueza se encontram no que o antropólogo Marcel Mauss (2003) chamou de *"nas fronteiras das ciências"*, ou seja, na interface das ciências humanas, da natureza, da matemática e das linguagens, permeadas pelas práticas culturais dos diversos grupos sociais.

As ciências da saúde — medicina, enfermagem, psicologia, fonoaudiologia, nutrição, odontologia, fisioterapia, farmácia, bioestatística, biomedicina, epidemiologia, terapia ocupacional, sociologia e antropologia da saúde — são constituídas por uma integração de saberes explicados e apoiados na biologia, na química, na física, na matemática, na psicologia do desenvolvimento, na antropologia, na sociologia, na história, na geografia, na ética e nas diversas linguagens. Estes são reinterpretados, modificados e aplicados na prática cotidiana, conforme os significados relativos aos modos e estilos de vida das pessoas e das relações entre elas na sociedade concreta em que vivem.

O que nos primórdios da história era atribuído — como ainda pode ser em alguns grupos ou situações — ao metafísico, mágico ou religioso, associado ao funcionamento corporal, à reprodução, aos processos de adoecimento, à morte precoce da criança e às diferentes manifestações orgânicas, passou a ser investigado e influenciado pelo desenvolvimento das ciências da saúde, entre outras, e constituir os saberes que orientam as práticas de cuidados na infância.

A noção de cuidado na Educação Infantil

Na Educação Infantil, as atitudes e ações de cuidado dos professores com as crianças, e destas entre si e consigo próprias, são "**experiências concretas na vida cotidiana que levam à aprendizagem da**

cultura, pelo convívio no espaço coletivo, e à produção de narrativas, individuais e coletivas, por meio de diferentes linguagens", como expresso nas DCNEI (Parecer CNE/CEB nº 20/09). Com isso, **as atitudes e ações de cuidado** podem ser consideradas uma significativa e primordial experiência permeando as **interações e brincadeiras** das crianças, que constituem o eixo central do projeto educativo nos primeiros seis anos de vida, compartilhado entre familiares e instituições de educação infantil.

As atitudes e as técnicas de cuidados humanos são parte das aprendizagens da criança na creche e pré-escola para conviver, brincar, participar, explorar, expressar e conhecer-se, conforme propõe a Base Nacional Comum Curricular (BNCC) para a Educação Infantil (Brasil, 2018).

O processo de cuidado humano se constitui não apenas como uma atitude de atenção e preocupação com o outro para a sobrevivência, mas também como processo que possibilita o crescimento e desenvolvimento das crianças. O conjunto de atitudes e técnicas de cuidado por elas vivenciado, observado, imitado e recriado posteriormente em suas interações e brincadeiras na instituição de educação infantil lhes possibilita desenvolver habilidades e conhecimentos para cuidar de si mesmas e dos outros, o que inclui a conservação de um ambiente adequado à vida e à convivência no planeta.

Para entender como a criança aprende a cuidar de si, dos outros e do ambiente, temos que considerar que os bebês, desde o nascimento, devido a suas características inatas, atraem a atenção dos companheiros mais experientes da espécie por meio do olhar, do choro, de vocalizações, da mímica e da postura corporal, para que cuidem deles. Eles precisam que o meio humano os proteja, alimente-os, aqueça-os, tranquilize-os, ou seja, que acolha suas necessidades e se responsabilize por sua sobrevivência até que cresçam e desenvolvam habilidades para cuidar-se por conta própria. Isto se inicia pelo seu reconhecimento como parte do grupo a que pertence, a sua nomeação como uma pessoa única integrada naquela cultura, naquele grupo.

Nos primeiros meses de vida, os bebês empregam habilidades inatas e logo vão ampliando-as e modificando-as nas experiências de interação com outras pessoas, quando efetuam certas aprendizagens. Eles aprendem olhando, escutando, cheirando, sentindo, movendo seu corpo no novo ambiente e na relação com os outros, e desenvolvendo comportamentos adaptativos ao meio físico e sociocultural.

> Os primeiros gestos que são úteis à criança não são gestos que lhe permitirão apropriar-se dos objetos do mundo exterior ou evitá-los, são gestos dirigidos às pessoas, são gestos de expressão. E isto é muito importante, porque a humanidade é precisamente constituída por grupos onde os indivíduos têm em comum ritos, tradições, uma linguagem que lhes permite colaborar entre si tendo em vista dominar o mundo exterior, mas em primeiro lugar precisaram se apoiar uns nos outros, a fim de se auxiliarem mutuamente a subsistir (Wallon, 1979, p. 201).

No processo de adaptação à vida fora do útero, iniciado no nascimento, que continua nos primeiros meses de vida, os bebês crescem, amadurecem suas funções orgânicas, que ainda não funcionam da mesma forma que nos adultos, e desenvolvem uma percepção e representação do seu corpo separado do de sua mãe. Este desenvolvimento depende da relação de cuidado que se estabelece entre o bebê e o parceiro mais experiente da cultura — que pode ser a mãe, o pai, ou outro familiar, um professor ou a pessoa responsável pela criança em algum momento — na sequência de movimentos cooperativos, permeados por atitudes de atenção e comunicação entre ambos.

Quando o adulto observa um bebê movimentar seu corpo em direção a um objeto que está fora do seu alcance, ele interpreta este movimento como desejo do bebê em pegar o objeto e lhe entrega. A partir dessa mediação, o bebê aprimora o movimento de buscar e pegar, iniciado na presença de um parceiro, que se tornará o gesto de apontar.

> O movimento, que consiste em um impulso de todo o corpo da criança, com braços estendidos e movimentos das mãos sugerindo o querer agarrar

> o objeto, passa, mais ou menos gradualmente, a ser um braço estendido com o dedo indicador apontado para o objeto e o olhar passeando entre este e a pessoa presente no ambiente. O movimento de pegar torna-se o ato de apontar (Carvalho; Pedrosa; Rossetti-Ferreira, 2012, p. 72).

Os desconfortos e outras demandas dos bebês e crianças de pouca idade, expressos por meio das linguagens corporal e verbal, são identificados e significados pelo companheiro mais experiente, que tentará atendê-los por meio de atitudes e técnicas desenvolvidas em cada sociedade. Nesse processo, o bebê e seu parceiro constroem habilidades para se comunicarem um com o outro. Se o bebê percebe que o parceiro está atento, ou desatento e desinteressado em cooperar com ele, ele reage a isto com outros comportamentos adaptativos, e somente depois desenvolverá habilidades práticas para cuidar de si próprio.

Nos primeiros seis anos de vida, a criança passa por intensos e acelerados processos de crescimento e desenvolvimento que, por sua vez, modificam a cada dia os tipos e constância de cuidados que ela requer dos professores e dos familiares. Para o bebê, os cuidados recebidos aliviam desconfortos causados pela fome, pela sede, pelas mudanças de temperatura, pela umidade ou pressão da pele causada pela urina, fezes ou fralda, pelo excesso de estímulos ambientais, pelo cansaço ou dor.

A atenção e interação com o outro nascem da necessidade de contato corporal para manter a temperatura corporal e da necessidade de sucção, que tanto atende à demanda do bebê por nutrientes, como o acalma, organiza e lhe garante uma sensação de unidade. Por ser social desde o útero, o choro do bebê pode advir da falta que ele sente de seu primeiro "outro", ou seja, do corpo de sua mãe, conforme pesquisas evidenciam, o choro de ansiedade de separação do corpo materno em recém-nascidos em maternidades onde são apartados após o nascimento (Christensson *et al.*, 1995).

A mediação dos mais experientes que se ocupam da criança cria condições para ela dominar habilidades e conhecimentos para uma gradativa e relativa autonomia para o cuidado de seu corpo, dos seus companheiros e do ambiente. A qualificação da autonomia como relativa é importante porque não se pode esperar autonomia total do ser humano em relação ao cuidado do outro, pois nossa característica humana é de interdependência com outros humanos em qualquer momento do ciclo vital.

Conforme a criança experimenta em seu corpo os cuidados cotidianos e prestados por aqueles que se ocupam dela, por meio de movimentos sequenciais e alternados, ela começa a participar de uma espécie de "dança afetiva" relativa a si e ao outro. Nas creches, é possível observar bebês que já levantam a perna para vestir a calça, ou levantam o braço para vestir ou retirar a camiseta, antecipando-se ao professor ou pessoa que habitualmente cuida deles. Crianças maiores de um ano empregam movimentos de "ninar" a si mesmas, ou ao outro bebê, ou à boneca, imitando o que vivenciaram como sujeitos de cuidado.

Por volta do quarto mês de vida, os bebês desenvolvem habilidades para usar as mãos e segurar objetos, depois trocá-los de mãos e juntá-los. No sexto mês de vida, os bebês começam a sentir a erupção dos primeiros dentes incisivos inferiores, salivam mais concomitantemente com menor protrusão da língua e constroem novas habilidades manuais que lhes possibilitam segurar um pedaço de fruta, levá-lo à boca para chupá-lo ou mascá-lo. Mas ainda requerem vários cuidados constantes dos adultos, que se responsabilizarão por ações como selecionar e cortar as frutas em lâminas finas e longas para facilitar que segurem, chupem e evitem engasgos. Nesta fase também constroem habilidades para rolar o corpo e depois se sentar, o que lhes possibilita ter tanto uma nova perspectiva do espaço como participarem mais ativamente das refeições sentados nas cadeiras altas ou "cadeirões".

Como os sistemas fonoarticulatório, imunológico e digestório estão em desenvolvimento, qualquer alimento nessa fase, além do leite, deve ser apresentado ao bebê pela primeira vez de forma isolada, durante três dias no mínimo, para identificar intolerâncias e alergias, antes de misturá-los. Este cuidado também permite que o bebê possa experimentar cheiros, sabores, texturas diversas e desenvolver hábitos alimentares saudáveis. Suas novas capacidades orgânicas e habilidades permitem que ele amplie o cardápio de acordo com sua cultura, iniciando a substituição gradativa das refeições até então exclusivamente lácteas.

Caso nesse período ele seja aleitado pela mãe, o bebê vai tornando-se gradativamente independente do corpo materno para se nutrir, embora isso não deva significar que precise ou deva interromper o aleitamento. A continuidade do aleitamento nos dois primeiros anos de vida mantém a proteção pelos anticorpos transmitidos pela mãe até que tenha maturidade para desenvolver os próprios. As professoras e professores de creche devem apoiar as mães que desejam continuar amamentando, de forma que o bebê tenha pelo menos um semestre para transitar da alimentação totalmente láctea para a alimentação semelhante à oferecida para as crianças maiores de um ano. Ao final do primeiro ano, o desenvolvimento então alcançado possibilita a ampliação da locomoção, a conquista da postura ereta, o balançar o corpo ao som da música, o empurrar, descer, subir, sentar-se e "engatinhar" de várias formas.

Mais uma vez se observa que a dimensão do crescimento e do desenvolvimento orgânico está tecida junto a outras dimensões do desenvolvimento humano. Ao longo das aquisições apontadas, o bebê também aprende a emitir sons diferenciados, reconhecer seus principais cuidadores/educadores e interlocutores, estranhar outras pessoas, manipular objetos, reconhecer-se no espelho.

Nem todos os bebês engatinham posicionando-se em quatro pernas, eles podem variar a forma de impulsionar o corpo para a frente, conforme se pode assistir no documentário *A ciência dos bebês*, escrito e produzido por Peter Yost para a National Geographic (2007).

Com maior desenvolvimento motor, os bebês constroem uma noção de profundidade e alguns já andam com o apoio das mãos em um móvel, o que requer dos professores modificações no ambiente, com mobiliário que circunscreva espaços onde possam se apoiar. Logo irão aprender a se locomover para o lado, dar um passo para trás, abaixar e levantar de novo, aos poucos soltar as mãos, manter-se em pé sozinhos e caminhar. Nesse período são comuns as quedas da própria altura, por isso o piso deve ser mantido livre de objetos pequenos onde possam pisar e tropeçar ou escorregar. Quando o andar ainda é cambaleante e de pernas abertas para ampliar a base de apoio, é importante que o professor evite que os bebês andem segurando objetos pontiagudos ou alimentos nas mãos, pois podem cair e ferir a boca e os dentes que já nasceram ou estão em erupção. Como nessa fase os bebês levam tudo à boca para reconhecer e explorar os objetos, o mesmo cuidado deverá ser tomado na inspeção do espaço para deixá-lo limpo e livre de objetos perdidos ou esquecidos nos cantos da sala ou do solário, que possam causar engasgos e até asfixia.

As brincadeiras com o corpo e a exploração do espaço marcam o segundo ano de vida, assim como a ampliação da linguagem oral, o interesse pelas histórias narradas pela professora, por músicas e danças, pessoas e objetos. As brincadeiras de "esconder e achar", ou o que Wallon (1986) denomina de "jogos de alternância", os encantam, assim como aquelas em que se apoiam no próprio corpo, como "serra-serra-serrador", que associam a entonação da voz e movimentos corporais, em uma interação particular do professor com cada criança. Faz parte do mesmo processo de desenvolvimento a noção de "eu" corporal na oposição ao "outro" que constrói as bases da identidade.

Este desenvolvimento possibilita que as crianças participem e aprendam as técnicas de cuidados com o corpo, como retirar as roupas, lavar as mãos, ensaboar a barriga, comer com o talher, usar o copo, seguir ordens simples, como jogar a casca da banana no lixo. Elas também já percebem os indícios das rotinas de refeições, de ir ao banheiro, de sentar-se para tomar o suco. Começam a reproduzir essas ações com as bonecas ou com as outras crianças.

Meninos ou meninas, que vivenciam a experiência de aleitamento, como a menina de um ano e meio na primeira sequência de fotos, colocam seus bonecos juntos ao corpo, sob a camiseta, semelhantemente ao que viveram ou observaram.

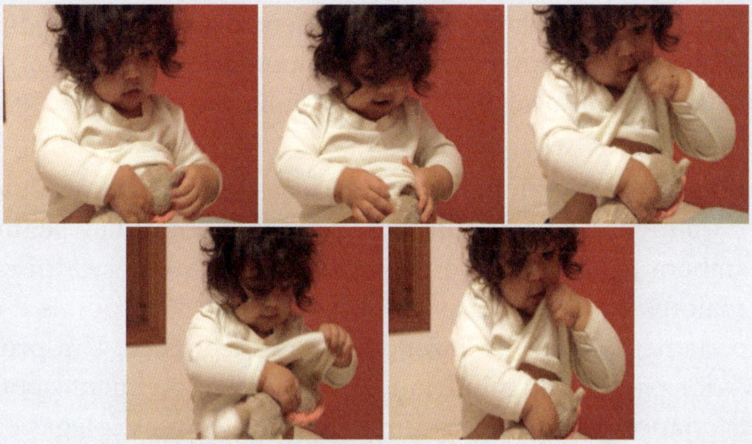

As crianças também imitam a postura e os movimentos de enrolar e ninar o bebê que observaram em seu cotidiano, conforme se observa na segunda sequência de fotos.

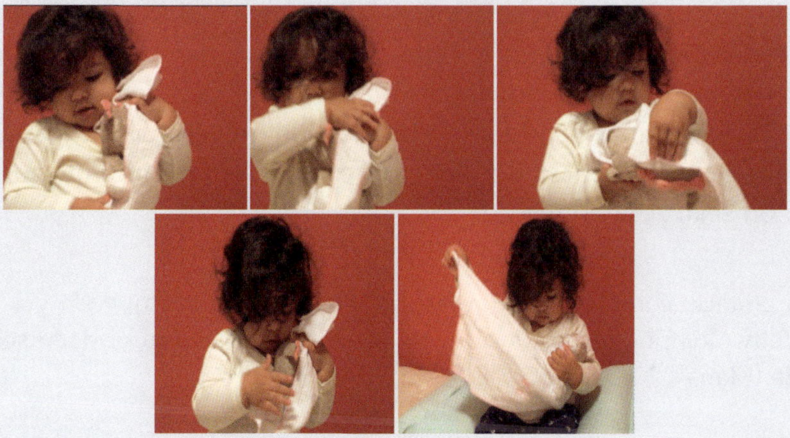

Fotos de Debora Clemente, mãe de Estela, um ano e meio, autorizadas para publicação.

É frequente observar durante as refeições a criança tentando colocar a sua colher com a comida na boca de outro bebê sentado ao lado, transformando o momento da refeição em um jogo "eu-outro". Ao observar a tentativa de uma criança em oferecer sua colher ao colega de mesa, uma professora interfere oportunamente, colocando uma boneca próximo à dupla e oportunizando que continuem o jogo simbólico ao mesmo tempo que continuem a se alimentar, conforme se pode observar em uma cena do documentário *Una giornata al nido: momenti di vita e di giogo*, disponível na biblioteca da Fundação Carlos Chagas, em São Paulo.

Entre 18 meses e dois anos, as crianças já conseguem separar-se temporariamente do seu cuidador principal com mais segurança. Elas também conseguem permanecer com a fralda seca por intervalos maiores ou perceber as próprias sensações corporais e avisar antecipadamente que está fazendo ou irá fazer cocô. Um professor observador perceberá os indicadores do desenvolvimento potencial de cada criança para planejar com a família e com os colegas o início das aprendizagens para urinar ou evacuar no sanitário e, pouco a pouco, prescindir das fraldas.

De acordo com a idade e o desenvolvimento potencial, associados a aprendizagens dos tempos, movimentos e expressões relativos aos cuidados cotidianos vivenciados pelas crianças, elas aprendem as "técnicas corporais" de cada cultura. Segundo Mauss, cada sociedade utiliza e reproduz atos tradicionais que são considerados eficazes no uso do corpo humano, que são transmitidos de geração em geração e criados pela influência do outro, que representa uma autoridade social, ou seja, pela educação.

> A criança, como o adulto, imita atos bem-sucedidos que ela viu ser efetivados por pessoas nas quais confia e que têm autoridade sobre ela (Mauss, 2003, p. 405).

O processo de aprendizagem do uso do sanitário está associado ao desenvolvimento motor, afetivo e cognitivo, uma vez que a criança toma consciência não apenas dos limites de seu corpo em relação ao meio e aos outros, mas também das substâncias eliminadas por ele. Usar o sanitário conforme a idade também significa aprender as regras sociais de convivência social, as técnicas para se higienizar, que são diferentes para meninos e meninas, e as regras de uso de sanitários públicos e privados. Mesmo que nas residências, na creche e na escola de Educação Infantil os sanitários sejam de uso comum, as crianças, desde bebês, observam que, na comunidade, centros comerciais, museus, parques podem ser separados por gênero: sanitário feminino e sanitário masculino. À medida que crescem e se desenvolvem, elas observam que meninas e meninos têm corpos diferentes e, em grande parte, vestimentas e interesses diferentes que se expressam nos jogos simbólicos e nas perguntas aos professores. Conforme sua cultura familiar, podem observar o uso do sanitário pela mãe ou pelo pai, bem como pelos irmãos. Na ação de ensinar a criança a cuidar de si em relação a hábitos higiênicos, os professores precisam considerar essas experiências prévias ou concomitantes que podem ter um impacto no comportamento da criança.

A maioria das crianças maiores de quatro anos já aprendeu a usar o sanitário, embora ainda possa deixar "escapar" um xixi em alguns momentos. As professoras e os familiares podem conversar sobre as expectativas que têm a respeito desta questão, buscando que sejam compatíveis com o desenvolvimento orgânico e psíquico das crianças, evitando constrangê-las.

Nessa fase, elas também aprendem a lavar as mãos, vestir-se, separar-se com segurança temporariamente dos pais, proteger-se no transporte escolar, tudo de acordo com seu histórico pessoal de desenvolvimento relacionado às oportunidades de aprendizagem em casa ou na creche. Podem aprender a preparar um lanche simples, a usar os diferentes talheres, a escovar os dentes, guardar sua escova e não compartilhá-la com os colegas, a preservar sua intimidade e proteger seu corpo. São atitudes e técnicas que contribuirão não apenas para sua integridade e bem-estar corporal momentâneo, mas para a convivência social na escola e em diversos contextos ao longo de sua vida.

Em resumo, a criança ou qualquer pessoa ou o grupo assimila a série de movimentos que compõem uma técnica de cuidado executado pelos outros diante dele ou com ele. Neste processo estão misturadas as dimensões biológicas, psicológicas e antropológicas do cuidado que, embora seja efetivado com e para o corpo, é permeado pelo simbólico de cada cultura. Além das técnicas, conforme a atitude de quem cuida, aprende-se sobre cooperação e reciprocidade, dois valores para a humanidade e fundamentais na educação das crianças.

Ao longo da vida, somos não apenas responsáveis pelo nosso cuidado pessoal para manter a integridade e o bem-estar corporal, mas aprendemos a cuidar de nosso desenvolvimento psicossocial pelas escolhas que fazemos, de acordo com o conceito de "cuidado de si" elaborado por Foucault (Foucault, 1984; Leal, 2015). Mas estas escolhas sempre são circunscritas pelo tempo histórico, pelas condições de vida de cada grupo, e que nos constituem como seres sociais e ao mesmo tempo singulares. Isto significa que no Ensino Fundamental, fase que compreende o final da primeira infância e o início da puberdade, as crianças precisarão continuar aprendendo a cuidar do seu corpo que cresce e se modifica. Assim, o cuidado, como experiência pessoal e social, continua ao longo do processo de educação básica.

Embora as necessidades e a dependência do cuidado por outro membro mais experiente de seu grupo social se modifiquem conforme a criança cresce e aprende a cuidar de si, construindo hábitos e habilidades essenciais para a manutenção da vida, para a saúde e o bem-estar, a atitude de cuidado e seu significado social e psicológico continuam fundamentais como ética do humano, ao longo da vida.

Cuidado e Currículo: são antagônicos na Educação Infantil?

Se entendermos o conceito de currículo como "conjunto de práticas que articulam os saberes das crianças com os conhecimentos historicamente elaborados" (Brasil, DCNEI, 2009), podemos integrar o que até aqui foi apresentado com as recentes legislações educacionais.

No documento introdutório da BNCC para a Educação Básica, entre outros objetivos previstos para a educação de crianças e jovens, espera-se que eles desenvolvam atitudes e procedimentos para: "Conhecer-se, apreciar-se e cuidar de sua saúde física e mental, compreendendo-se na diversidade humana e reconhecendo suas emoções e as dos outros, com autocrítica e capacidade para lidar com elas" (Brasil, 2018a, p. 10). Esse é um objetivo complexo que, para ser alcançado, implica integrar atitudes, habilidades e conhecimentos construídos em todo o processo de educação básica.

A BNCC para a Educação Infantil (CNE/CP 02/18) propõe uma organização curricular por meio de *campos de experiências*, que acolhem as vivências cotidianas das crianças e seus saberes, entrelaçando-os aos conhecimentos que fazem parte do patrimônio cultural (Brasil, 2018a, p. 38). São propostos cinco campos de experiências que têm como eixo as interações e brincadeiras, aos quais acrescentamos os cuidados que os permeiam, por entender que também potencializam experiências de distintas naturezas. Os três elementos constituem tanto o eixo central do projeto de Educação Infantil como as ações básicas de promoção à saúde da criança.

Na Educação Infantil, que tem como objetivos de aprendizagem a convivência, a participação, a exploração, a comunicação, a brincadeira e o conhecimento de si, dos outros e do meio, por meio de experiências mediadas pelos professores, as crianças desde bebês aprendem a cuidar de si, por meio dos cuidados que os professores têm com elas, tanto em momentos específicos, como permeando todas as brincadeiras e interações cotidianas.

É possível articular as experiências infantis com os cuidados observados, analisados e documentados em creches e escolas de Educação Infantil com cada um dos cinco campos propostos pela BNCCEI. Assim, espera-se tornar observável aos professores o motivo de incluirmos as atitudes e ações de cuidados com as interações e brincadeiras, constituindo o eixo central das práticas significativas de Educação Infantil e de promoção da saúde.

Crescendo e desenvolvendo consciência do Eu, do Outro e de Nós

O cuidado (pessoal ou de si) do outro e do ambiente são atitudes e ações vivenciadas desde o nascimento que nos marcam, constituindo experiências com base nas memórias emocionais, olfativas, táteis, gustativas, visuais, auditivas, sinestésicas. Estudos recentes sobre receptores sensoriais e outros estudos de neurociências (Damásio, 2000) confirmam os escritos de Wallon (1979; 1986); Vygotsky e Luria (1996); Winnicott (1990); Pickler (*apud* Falk, 2004; 2013), entre outros pesquisadores, reafirmando como as crianças, desde bebês, constroem a consciência de si (eu simbólico) com base na consciência corporal (eu corporal) e na construção sociocultural (nós), ao serem alimentadas, tocadas, higienizadas, olhadas, sustentadas, cuidadas (em sentido integral do termo) em suas demandas cotidianas.

> O elo com o meio ambiente começa na boca e é aí que aparecem as sensações primitivas iniciais e as reações psicológicas primárias (Vygotsky; Luria, 1996, p. 155).

A criança desde bebê participa do cuidado de seu corpo de acordo com seu nível de desenvolvimento, que possibilita que, pela mediação do professor, ela continue desenvolvendo-se e finalmente consiga cuidar-se com certa autonomia. Para isto, o professor precisa falar com ela antes de tocá-la, enunciar os passos dos cuidados que serão realizados, solicitar sua ajuda e ficar atento a mímicas, expressões, movimentos e gestos que concretizam sua participação (Falk, 2013; Hevesi, 2004).

Ao mesmo tempo que as experiências de ser cuidada pelo outro contribuem para a construção da consciência do Eu, do Outro e do

Nós, esta consciência é a primeira etapa de aprendizagem do cuidado de si. A forma como as ações de cuidado com a criança é organizada em casa, na comunidade ou na Educação Infantil constitui oportunidades para a criança aprender a se expressar, brincar, comunicar, conviver e de ser, conforme tais ações são evocadas, ressignificadas, ampliadas, modificadas, constituindo experiências pessoais, sociais e culturais.

As crianças desde bebês, antes de construírem conhecimentos e habilidades para cuidar de si e do outro, começam a perceber-se e ao outro nas relações de cuidado como semelhantes e ao mesmo tempo diferentes, identificando as próprias necessidades e as do outro, participando, observando, colaborando e imitando as atitudes e técnicas para supri-las ao longo do ciclo vital. Este conhecimento sobre o autocuidado começa com a construção da consciência de si ou, em outras palavras, com a formação pela criança de um sentimento de ser um "eu" diferenciado do outro, ou seja, a formação da identidade pessoal.

Já na gestação, os membros da família costumam atribuir uma identidade ao feto, percebido como "agitado" ou "calmo" pela mãe, ou seja, com características relacionadas aos desejos e às expectativas das diversas pessoas que o esperam nascer. A escolha do nome do bebê geralmente está associada a esta identidade imaginada ou desejada. Ao complementá-lo com um sobrenome, a família o reconhece histórica e legalmente como parte dela. Além do nome e sobrenome, a criança herda da família uma história genética e social, costumes, valores, crenças e está imersa na língua materna.

A criança ao chegar à escola de Educação Infantil, mesmo ainda bebê, traz uma história e uma experiência prévia que precisam ser conhecidas para que haja uma articulação dos cuidados compartilhados com a família e na comunidade onde está inserida. A convivência na instituição de Educação Infantil amplia as possibilidades de uma criança desde bebê experimentar novas relações sociais, estabelecer outros vínculos que contribuam para a construção de sua identidade, como pessoa única e integrada em diversos grupos existentes em uma cultura.

Conhecer-se, expressar-se e brincar com seus corpos, gestos e movimentos com segurança

Um dos desafios que temos ao escrever sobre identidade e sobre saúde e bem-estar é encontrar palavras e expressões que representem a complexidade que integra aspectos biológicos, físicos, químicos e relacionais. O sujeito psíquico está num corpo e, através dele, percebe-se separado do outro e do mundo físico, interage, reage, expressa-se e comunica-se com o grupo social. Da mesma forma, não podemos pensar ou escrever sobre saúde e bem-estar sem considerar a integração das dimensões relativas ao que se adjetiva como "físico" ou como "mental", uma vez que a linguagem pode limitar a expressão de fenômenos complexos.

> Para os membros de todas as sociedades, o corpo humano é mais do que um simples organismo físico oscilando entre saúde e a doença. É também foco de um conjunto de crenças sobre seu significado social e psicológico, sua estrutura e funcionamento. A expressão "imagem do corpo" é usada para descrever todas as formas com que um indivíduo conceitua e experiencia o próprio corpo, consciente ou inconscientemente (Helman, 1994, p. 30).

As crianças desde bebês aprendem a perceber e distinguir certas características, como o que é um bebê ou um adulto, loiro, negro, parente ou desconhecido etc., por meio das experiências corporais em sua família, na comunidade e na instituição de Educação Infantil. Pela mediação dos professores, elas podem ampliar as oportunidades de perceber e valorizar as características, diferenças e semelhanças corporais entre elas.

> A cultura do grupo em que crescemos nos ensina como perceber e interpretar as muitas mudanças que podem ocorrer em nossos corpos ao longo do tempo, assim como nos corpos de outras pessoas. Aprendemos

> a distinguir um corpo "jovem" de um "idoso", um corpo "doente" de um corpo "saudável"; a definir "uma febre" ou "uma dor", uma sensação de "inabilidade" ou de "ansiedade" (Helman, 1994, p. 30).

Movimentar-se promove crescimento e desenvolvimento saudável. Um dos desafios atuais da promoção da saúde é oportunizar às crianças, desde bebês, espaços seguros e diversificados, internos e externos ao lar ou à instituição de Educação Infantil, onde elas possam desenvolver suas potencialidades motoras, visuais, sinestésicas com segurança, evitando o confinamento e o sedentarismo. Por outro lado, as experiências motoras e brincadeiras com uso livre do corpo para serem seguras, tanto do ponto de vista afetivo como físico, precisam considerar as potencialidades e os limites das crianças desde bebês.

As possibilidades de movimentar-se promovem o desenvolvimento motor, afetivo e cognitivo, e evitam a obesidade infantil e todas as condições nefastas derivadas dela, conforme problematiza o documentário *Muito além do peso* (2012) e as evidências científicas publicadas em periódicos especializados. As brincadeiras livres ou dirigidas em espaços externos, que se alternam com as atividades em espaços internos, além de oportunizar os movimentos mais amplos, diminuem os riscos de disseminação de infecções respiratórias, que são uma das principais causas de consultas médicas, internações, medicação e afastamento temporário dos bebês usuários de creches (Barros *et al.*, 1999; Vico; Laurenti, 2004; Nesti; Goldbaum, 2007).

As crianças precisam se apropriar gradativamente dos novos cenários de jogos e brincadeiras organizados na instituição, considerando que vivenciam outros cenários e possibilidades em casa, para a qual retornam todos os dias e onde brincam nos fins de semana. As experiências motoras prévias das crianças no contexto de suas famílias podem ser muitos diferentes, ampliando ou limitando o desenvolvimento. O professor mais uma vez precisa observar as crianças, suas brincadeiras, seus movimentos para propor vivências significativas e que as desafiem.

No caso de bebês e crianças pequenas, é importante manter uma regularidade e constância no modo de exercer as ações de cuidado para que eles tenham referências que os orientem. Como as crianças sentem-se mais seguras quando têm acesso aos objetos e brinquedos preferidos, é importante haver certa constância na composição e na disposição dos objetos nos espaços. O espaço de vivência das crianças deve ser ampliado, diversificado, na medida em que os bebês forem se sentindo seguros na exploração do ambiente, construindo novos vínculos com outras crianças e com os adultos.

As crianças desde bebês aprendem a controlar o seu corpo e usá-lo da melhor maneira possível para conviver, brincar, interagir, expressar-se, conhecer-se e para nutrir-se e manter sua integridade corporal. Elas interagem com todo o corpo na interação com o adulto que as alimenta, construindo gradativamente gestos significativos na situação.

A professora dá de comer a Carlos de sete meses, sentada à frente do cadeirão no qual ele está sentado, havendo entre ambos a superfície onde está o prato com a refeição. Ela segura a colher contendo a papa e a leva à boca de Carlos. Ela expressa em sua face uma mímica que antecipa os movimentos que espera que ele faça: abre bem a boca, faz movimentos de fechá-la ao colocar a colher na boca do bebê. A professora, assim, funciona como um espelho para a criança, que imita a mímica facial dela e, ao mesmo tempo, esboça um sorriso. Ela fala: "Que delícia, que delícia de sopa", "mastiga", "eu sei que está gostoso!" Carlos movimenta seus braços e pernas, levando o braço direito em direção à professora. No momento em que Carlos quase alcança o prato, a professora segura suavemente seu braço direito na altura do cotovelo, impedindo-o de alcançar o prato e entorná-lo. Após a primeira colher em sua boca, Carlos fica parado. A professora diz "é gostosa" e ele começa a fazer movimentos de mastigação. Ao oferecer água no copo ao final da refeição, a professora espera que ele degluta o líquido antes de oferecer outro gole (Maranhão *et al.*, 2015).

Na rica interação e sintonia expressas em mímica, em gestos e em palavras ditas pela professora, cuja expressividade é permeada por afeto, o bebê é considerado por ela um ativo interlocutor, que experimenta novas texturas e sabores dos alimentos que compunham a papa, concomitantemente com o aprendizado do uso de ferramentas, como prato e colher.

Escutar, significar, pensar e imaginar no processo de cuidado pessoal e do outro

Os cuidados corporais também requerem e ao mesmo tempo oportunizam a escuta, o pensamento e a imaginação, no processo de identificar e nomear sensações corporais, necessidades, atitudes e técnicas de atenção consigo e com os outros.

Em um sanitário de creche onde meninos e meninas lavam as mãos antes do almoço, Eduardo molha as mãos e começa a esfregá-las. João pergunta: "Onde eu lavo as mãos?" A educadora posiciona Pedro em frente ao espelho. João bate palma com as mãos ensaboadas, pressiona-as e as esfrega uma contra a outra. Fala em um tom como se estivesse orientando o colega que está ao seu lado: "Aqui também tem que passar, aqui também fede!", "Ó Pedro, quando você lava a mão, você tem que passar do lado, assim, ó (esfrega um determinado local na mão), sabe isso aqui ó (aponta para a região lateral do dedo mínimo) fede!". Continua a lavagem observando o que os amigos estão fazendo. Eduardo, que terminou a higiene das mãos, estica a mão em direção ao suporte de acrílico contendo as escovas de dente para pegá-la. A professora o contém e fala: "Agora não é hora de mexer com escova de dente! Já lavou sua mão?" João afirma enfático: "É pra escovar os dentes na hora da comida!" (Maranhão *et al.*, 2015).

Na cena anterior, João emprega o verbo "feder", argumentando com o amigo por que precisam esfregar bem a mão em determinado local, não sabemos se devido a uma experiência anterior em sua família, relativa a alguma observação do uso do conceito para justificar a higiene das mãos, ou de forma sincrética para dizer que aquele local estaria mais sujo. Ele também argumenta sobre a rotina de higiene pessoal, ao enfatizar que escovarão os dentes (após) "na hora da comida".

As crianças escutam, significam e se comunicam durante os cuidados corporais. Um professor atento nestas ocasiões pode, além de ajudá-las a aprender a sequência das técnicas, obter excelentes pistas para conhecer as hipóteses das crianças sobre os fenômenos vivenciados e nomeados pela linguagem e, posteriormente, propor vivências que as ampliem. Os conceitos de *sujo, limpo, contaminado* dependem de uma classificação construída em cada cultura sobre o que é puro ou impuro, o que está em ordem e desordem, o que pode entrar pela boca ou o que deve ser descartado, conforme estudo antropológico (Douglas, 1991).

O que as crianças pensam sobre lavar as mãos aparentemente limpas para depois "sujá-las" ao tocar a comida? Como será que imaginam os "bichinhos" que devem retirar das mãos ao esfregá-las com água e sabonete, metáforas usadas pelos adultos para convencê-las? Seria o odor das mãos um fato mais perceptivo do que os micróbios? Mesmo os professores podem ter uma classificação relativa a estes conceitos que, às vezes, não correspondem ao que a microbiologia considera como próprio do equilíbrio do corpo humano ou risco para a saúde (Maranhão, 2000a; 2000b).

Em outra cena analisada, observa-se como a professora e o bebê se comunicam por meio de uma rica linguagem verbal e corporal durante o banho. A professora chega à sala de banho com Davi, de 10 meses, em seus braços, sorrindo e falando: "banho, banho, um banho bem gostoso". Durante o tempo de preparo do banho, ela fala com Davi nomeando o que está fazendo. Antes de ensaboar cada parte do corpo, ela explica: "vamos lavar a barriga, as costas", com um tom de voz afetivo e atenta às reações dele. Pergunta: "cadê o pé?" Davi olha para o próprio pé. A educadora lava seus pés e pernas e, em seguida, direciona o chuveirinho em direção às mãos dele dizendo: "lava a mãozinha, lava". Davi olha para as mãos e bate palmas com a água escorrendo entre elas. Ela pergunta: "cadê sua mão?" Davi olha para a professora que segura suas mãos e as esfrega uma na outra, entoando a canção: "... lava outra, uma lava a outra mão". Pede novamente para ele esfregar as mãos e, a seguir, diz que o banho terminou. Ao enxugá-lo, a educadora toca o pé dele e diz: "olha o pé cheiroso, olha o pé cheiroso, põe o pé na boca" — Davi segura o pé e o coloca na boca. A educadora fala: "ai, que delícia é o pé!" Davi responde: "pé, é, é". Ela penteia o cabelo dele e pede que ele a ajude, dando-lhe a escova na mão (Maranhão *et al.*, 2015).

As crianças sentem, desde bebês, que o cuidado que recebem do outro está permeado por afetos, ou seja, por emoções. Por meio de seus gestos, movimentos e falas, as crianças participam do cuidado de seu corpo e ao mesmo tempo escutam, expressam o pensamento e a imaginação por entonação da voz, na mímica, nos gestos corporais. Ao aprender a cuidar do próprio corpo, elas têm a atenção do familiar, ou da professora, pessoas que necessitam tanto quanto do alimento como fonte de energia para continuarem a crescer e se desenvolver. Mesmo quando são capazes de ensaboar o próprio corpo, ou comer com relativa autonomia, elas podem desejar receber um cuidado realizado pelo outro, como forma de carinho, de atenção. Isso porque as crianças, além das técnicas, aprendem "a linguagem do cuidado", uma expressão desenvolvida por uma pesquisadora do campo da saúde (Nunes, 1996).

Em um Centro de Educação Infantil (CEI) de São Paulo, uma menina de três anos desenvolveu habilidades para se alimentar sozinha no café da manhã e no almoço, mas no jantar, servido no CEI no final da tarde, aguarda a avó, que vem buscá-la todos os dias e lhe oferece a sopa na boca. Na mesma instituição, uma menina de quatro anos perguntou à enfermeira, que fez um curativo em seu pé e depois a acompanhou até o refeitório: "*Você vai dar comida na minha boca?*" A enfermeira argumentou que ela já era capaz de comer sozinha, mas a menina contra-argumenta: "*Mas eu não sei fazer aviãozinho*".

Nem sempre um pedido de colo, de ser alimentado na boca ou a recusa de participação ativa em um cuidado significa que a criança não está construindo sua autonomia, mas sim que o cuidado é antes de tudo uma atitude percebida pela criança como demonstração de afeto. Entretanto, às vezes é preciso conversar com a criança e com a família, no sentido de ajudar a criança a se desenvolver em direção a novas etapas do ciclo vital e que também têm vantagens, como não depender mais da chupeta para relaxar e dormir, ser capaz de tomar o leite no copo no lugar da mamadeira, usar o sanitário e limpar-se.

A linguagem da criança organiza seu pensamento e regula seu comportamento nas situações em que faz uso de sua oralidade em construção.

Ao observar uma criança de aproximadamente um ano e meio caminhar por uma calçada do bairro em que mora, ao lado do pai, em uma postura corporal própria de quem está começando a se equilibrar e locomover-se sobre os dois pés, repetindo a expressão "cai, cai", podemos refletir como as crianças adquirem autonomia e aprendem a se proteger dos possíveis riscos de sua ação no ambiente.

É frequente que crianças pequenas, ao subirem e descerem um pequeno escorregador de plástico no espaço da creche, se expressem da mesma forma enquanto se locomovem: "cai, cai, cai". Estas crianças falam com elas mesmas, controlando seu medo de cair, repetindo o que ouviram da mãe, do pai ou do educador que, ao cuidar delas, ressaltaram a importância de se usar os espaços com segurança. Assim, pouco a pouco, vão aprendendo a cuidar de si próprias e conquistam a habilidade de se locomover e de, sobretudo, enfrentar o próprio medo, ou do outro, de cair (Maranhão, 2011).

As crianças, desde bebês, observam o uso da escrita pela professora ou pelos familiares para escrever bilhetes ou anotar na agenda o que levam ou trazem de casa. Trazem na mochila a Caderneta da Criança, na qual a enfermeira anotou as vacinas que tomou no posto de saúde, têm suas escovas de dente e outros objetos pessoais etiquetados com seu nome grafado e lido pela professora. Ouvem a leitura de histórias do livro e insistem para que se "leia corretamente", caso a professora ou a família decida inventar ou pular uma parte conhecida.

Uma professora das crianças maiores de três anos elaborou um projeto com elas para cuidarem do ambiente, evitando o uso excessivo de copos descartáveis e, ao mesmo tempo, garantindo que todas poderiam tomar água à vontade durante as brincadeiras e atividades na sala que continha um filtro de água potável. Ela também ensinou a elas que deveriam tomar água em canecas de uso individual, que este era um cuidado básico com a saúde. Assim, ela providenciou canecas coloridas, nas quais escreveu o nome de cada criança na lateral e solicitou que elas escrevessem do seu próprio jeito o nome próprio no fundo de cada caneca.

Desta forma, elas poderiam identificar sua caneca, e usá-la com autonomia e segurança ao longo do dia. No final do dia, lavavam as canecas com água e detergente, enxaguavam, escorriam a água e as guardavam entornadas sobre uma folha de papel-toalha para usá-las no dia seguinte. Ou seja, concretizaram a função social da escrita, usando-a como um recurso de cuidado pessoal, coletivo e do ambiente.

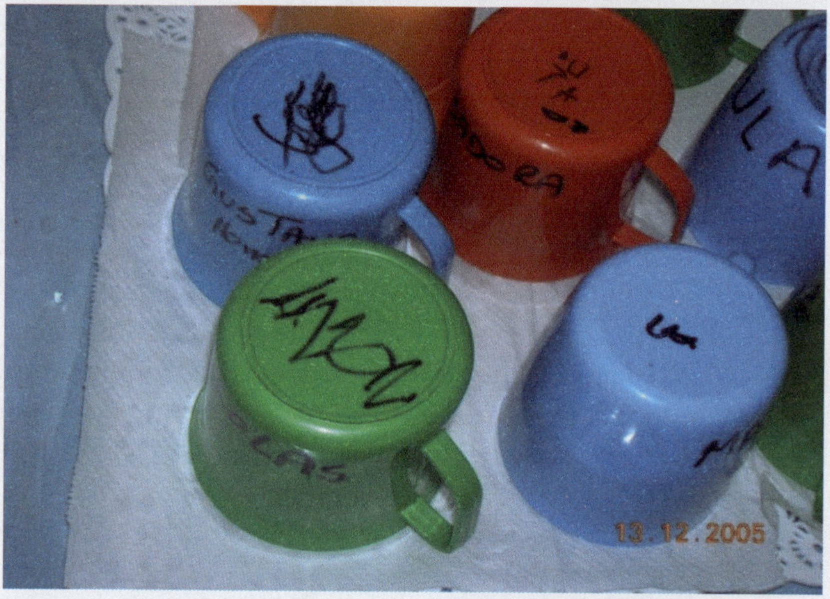

Foto de Damaris Gomes Maranhão, 2006.

Traços, sons, cores e formas expressando pensamentos e emoções

As crianças desde bebês percebem e se interessam por observar e produzir traços, sons, cores e imagens, embora de forma diferente do adulto, pois estão desenvolvendo a percepção visual, auditiva, tátil, olfativa, associadas ao desenvolvimento motor, afetivo, da consciência de si e das funções intelectuais, como atenção, memória, imaginação, linguagem e pensamento.

A possibilidade de experimentar desde a infância a manipulação de materiais que proporcionem a expressão do pensamento e das emoções por meio de traços, sons, cores e imagens é fundamental para compartilhá-los socialmente, conforme considerou Vygotsky em sua obra *Psicologia da arte* (Vygotsky, 1970). Compartilhar e conhecer as próprias emoções são partes do autoconhecimento e do autocuidado com saúde e bem-estar. É importante que os professores observem como as crianças se interessam e o que lhes desperta a atenção, como elas reagem às cores, às imagens, aos diferentes sons e ao contato com materiais diversos, o que possibilita conhecer e acompanhar o processo de desenvolvimento de cada criança, do grupo e planejar atividades significativas.

É preciso cuidar para evitar o excesso de estímulos simultâneos, às vezes observados em instituições de Educação Infantil, que podem aumentar a irritabilidade dos bebês, no sentido de que às vezes os adultos "poluem" o espaço, entendendo que desta forma estão proporcionando "mais experiências", situação que atrapalha a saúde e o bem-estar dos bebês. Por isso, o professor precisa observar, pesquisar junto ao seu grupo como cada criança interage com os sons, com as diversas imagens, cores e traços, como os explora, que emoções expressa no contato direto com os materiais diversos, se as crianças manifestam prazer, estranhamento, e como mediar essas emoções.

A preocupação com os materiais oferecidos às crianças, em relação ao potencial de toxicidade e de reações alérgicas a determinados pigmentos ou aos resíduos de produtos químicos nas embalagens descartáveis reaproveitadas, tem levado algumas creches a organizar experiências com os bebês empregando tintas à base de beterraba, espinafre, cenoura, o que é uma boa iniciativa, evitando-se o contato precoce com pigmentos e solventes que podem ter substâncias desconhecidas ou que não sejam recomendados para manipulação por crianças, sobretudo pelas menores de dois anos.

É importante que os professores saibam que as crianças têm uma pele mais porosa que a dos adultos, o que favorece a absorção de substâncias, e que a quantidade do que absorvem proporcionalmente ao peso pode ser excessiva em relação ao que uma criança com mais idade ou adulto suportaria.

Também se empregam farinhas secas para manipulações em experiências sensoriais ou plásticas com bebês. Neste caso, durante as experiências expressivas, é preciso evitar o manuseio pelas crianças de farinhas com grãos muito finos, que possam ser aspirados, como a farinha de trigo.

A conservação, entre uma experiência e outra, de produtos alimentícios usados em colas, melecas, ou que são manipulados, também precisa ser prevista. É aconselhável procurar ajuda de uma nutricionista para saber como guardar o material, se pode ser reutilizado para manuseio pelas crianças, por quanto tempo, uma vez que pode se deteriorar, gerar larvas, atrair insetos ou roedores que posteriormente podem se proliferar e afetar a saúde de todos.

Outra preocupação é com o uso de grãos, dada a possibilidade de os bebês em suas atividades investigativas os colocarem nos orifícios corporais, como orelhas, nariz ou na boca, e mesmo aspirá-los. Assim, as garrafas descartáveis contendo grãos que servem como instrumentos ou móbiles com contas devem ser construídos de forma que não coloquem em risco a integridade das crianças.

O mesmo cuidado deve-se ter ao expor os trabalhos das crianças, evitando-se fixá-los com "percevejos", preferindo outro tipo de fixação que não cause ferimentos caso caiam no chão e sejam pisados ou colocados na boca. Ao usar fitas adesivas, elas também não podem ser manuseadas pelos bebês que, ao levarem pedacinhos à boca, podem se engasgar, como no caso relatado a seguir, lembrando que o intuito não é restringir as experiências expressivas das crianças, mas proporcioná-las com segurança e conforto.

Em uma creche, a professora observou que um bebê de aproximadamente oito meses "mascava" algo. Ela examinou cuidadosamente sua boca, conforme aprendera no curso de primeiros socorros, e visualizou um pedacinho de material que parecia um plástico. Retirou-o com os dedos em pinça e ficou calma, pensando como aquele material teria sido encontrado pelo bebê no piso da sala que acabara de ser limpa. Conversou com a auxiliar de limpeza que, ao ver o material, lhe disse que era um pedaço de durex largo usado pelas professoras da sala para fixar o papel onde os maiores de um ano faziam suas marcas com giz de cera ou o plástico sobre o qual experimentavam as melecas de farinha com água e pigmentos de alimentos. Ao final da atividade, a professora descolava o papel e expunha os trabalhos no corredor. A auxiliar explicou que, ao passar o pano com detergente no piso, os pedacinhos que ainda ficavam aderidos se soltavam. Ela sempre os recolhia e jogava no lixo, mas desta vez não percebeu um pequeno pedaço, que o bebê em sua atividade investigativa havia encontrado e levado à boca. Este episódio serviu de alerta para que a coordenadora pedagógica orientasse todos os professores a remover totalmente a fita adesiva.

Quanto às experiências sonoras, elas são iniciadas ainda dentro do útero, quando o feto pode ouvir os sons dos órgãos do corpo materno e a ressonância de sua voz. O tom de voz dos professores, a articulação de sua fala e o uso de um vocabulário simplificado na comunicação com os bebês podem constituir o que alguns autores denominam de "manhês", ou seja, uma forma de comunicação que é fundamental no desenvolvimento das habilidades de interação social (Laznick; Oliveira, 2010).

A discriminação auditiva é enriquecida pelas experiências sonoras proporcionadas pelo professor em todas as idades, mas é muito importante no primeiro ano de vida, por ser um momento ótimo de desenvolvimento das habilidades auditivas e comunicativas. Várias pesquisas evidenciam o papel da música no desenvolvimento das crianças, inclusive naquelas com autismo e necessidades especiais. Por outro lado, o silêncio é bem-vindo durante os períodos de sono, permitindo um repouso efetivo que contribui para o crescimento saudável, uma vez que o hormônio do crescimento é liberado no sono profundo. O sono de boa qualidade, além de contribuir para a saúde psicofísica, também consolida as aprendizagens. Assim, em uma creche, como os bebês têm períodos de sono e vigília variáveis, conforme a idade e necessidades biológicas, é importante que o ambiente para dormir tenha uma acústica que impeça que ruídos advindos de brincadeiras de outras crianças perturbem seu sono.

Espaços, tempos, quantidades, relações e transformações no cuidado corporal e na alimentação

Em todos os momentos de cuidado pessoal, com os outros e com o ambiente, as crianças, desde cedo, se envolvem em atividades de medida, observam transformação de substâncias, reparam e reproduzem o funcionamento de ferramentas e objetos usados em seu cotidiano.

Durante os primeiros anos de vida, as crianças têm seu corpo pesado e medido pelo médico ou pela enfermeira, que as acompanham na Unidade Básica de Saúde (UBS) ou no Consultório, e os dados são registrados e assinalados em gráficos na sua presença na Caderneta da Criança. Esse documento deve ser solicitado na matrícula e regularmente apresentado na creche ou pré-escola, para se conhecer e acompanhar o estado de saúde de cada criança e sua imunização. As crianças maiores, quando convidadas a medir sua altura em uma fita métrica fixada na parede, se interessam pelas marcas que indicam o quanto estão "ficando grandes". Elas demonstram em suas expressões o orgulho ao argumentar com o professor que já conseguem alcançar um objeto ou brinquedo colocado em uma prateleira mais alta, ou quando conseguem subir nos andares mais altos ou escalar os circuitos organizados pelos professores.

Ao vestir-se ou calçar o sapato, podem perceber e ouvir que "não servem mais" porque estão mais pesadas ou "seu pé cresceu". Às vezes, as pessoas olham para elas e dizem: "Como você cresceu!" Elas brincam com os objetos e tentam encaixá-los em buracos, caixas e lugares, observando as diferenças e semelhanças em tamanho, peso, formas, texturas. Ao se locomoverem pelo espaço, começam a perceber o que é do mesmo nível do piso ou mais profundo, o que requer um ajuste corporal ou de movimento.

No segundo semestre de vida, quando começam a usar a colher para pegar e comer alimentos diversificados, os bebês passam a perceber que o volume colocado na colher não cabe em sua boca, caindo para fora ou ficando difícil de mastigar. Pela imitação, pela mediação da professora e sucessivas repetições, aprendem a adequar o volume que põem na colher e ajustar a distância que deverá levá-la para localizar a boca. Observam e sentem o vapor que sai da comida, percebem que às vezes o vapor quente causa um desconforto nos lábios e língua, e aprendem que é preciso mexer a comida no prato para "esfriá-la".

Durante as refeições, as crianças começam a perceber concretamente as quantidades colocadas no prato, o tamanho do pedaço de bolo quando comparado com o colocado no prato do colega, a quantidade de suco que ainda tem na jarra ou que cabe em seu copo, o peso dela ao tentar se servir. A professora emprega em sua fala vários conceitos matemáticos quando cuida dela e dos colegas durante as refeições: *"Quer mais? Quer repetir? Quer que eu corte em pedaços menores? Você precisa comer tudo, ou jogue o sobrou no lixo. Deixe um pedaço para seu amigo. Quer mais uma fatia? Come mais um pouquinho de espinafre. Divide um pedaço com seu amigo!"*

Ao participarem do preparo de lanches, como uma salada de frutas, de folhas, um suco, um sanduíche, bolos, pães ou biscoitos, entre outras possibilidades culinárias com as crianças, elas podem vivenciar de fato as unidades de medidas — uma colher, duas xícaras, um copo; meio quilo dos ingredientes da receita —, assim como as transformações resultantes no aspecto, na forma, no odor e no paladar das misturas de texturas associadas à temperatura, ao tempo ou a determinadas técnicas empregadas na cozinha. No desenho a seguir, Bruno[1] representa volumes e quantidades durante o preparo de gelatina com os colegas no primeiro ano do ensino fundamental, visando representar e nomear características e volumes.

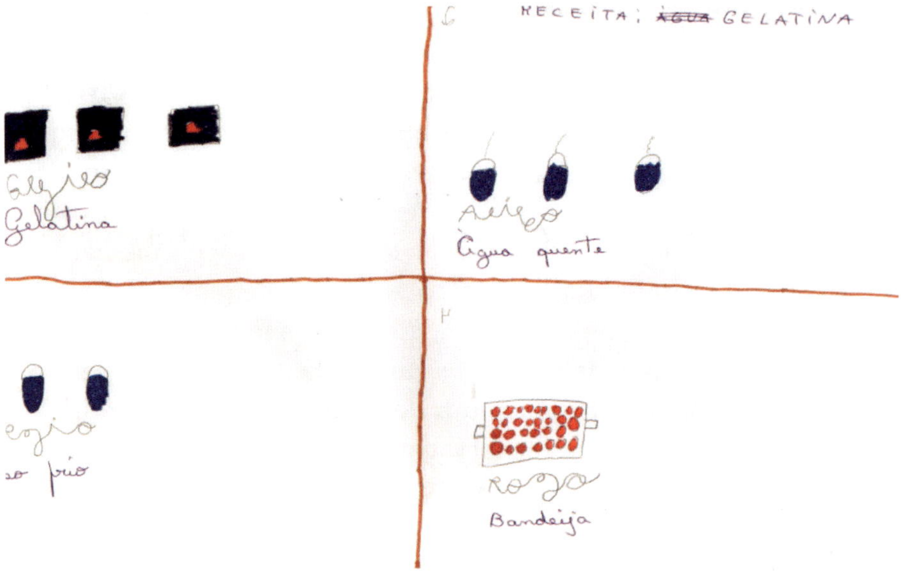

Desenho de Bruno Maranhão Affonso (filho da autora, hoje com 37 anos) na disciplina de matemática no Ensino Fundamental, 1991.

As crianças, na interação com o professor, aprendem que o batedor de claras modifica o aspecto e volume delas, que ao colocar água na farinha de tapioca surge uma goma que se expande, que o pão cresce depois de algum tempo "descansando". Elas também aprendem os conceitos de mole e duro, quente e frio, cozido e cru, amargo e azedo, entre outras qualidades.

---

1. A criança que fez esse desenho sobre atividade desenvolvida na pré-escola do Colégio Santa Maria, em 1991, é Bruno Maranhão Affonso, filho da autora do livro, atualmente com 37 anos, graduado em medicina e especializado em psiquiatria.

As refeições, dependendo da forma como são organizadas na instituição de Educação Infantil, oportunizam a vivência de rituais e regras sociais para a convivência, participação, comunicação, e autoconhecimento, e o desenvolvimento de habilidades para se servir, compor o prato, usar os talheres e utensílios e apreciar a estética da mesa.

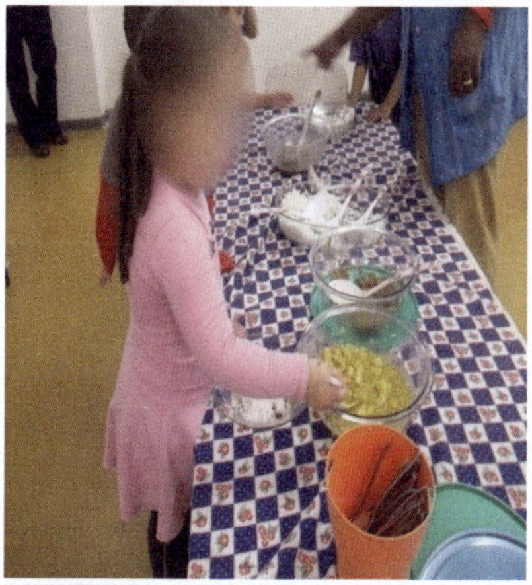
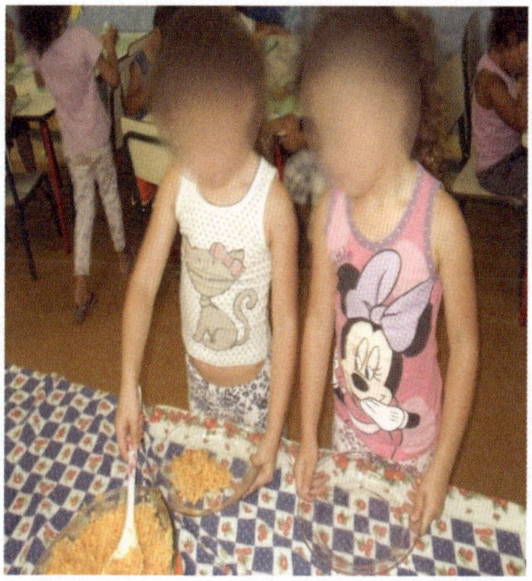

Crianças se servindo durante almoço no Centro de Educação Infantil de São Miguel Paulista, 2012.

Imagens autorizadas durante consultoria para o Programa Saúde na Escola. MEC / OCDE, Brasília, 2012.

As experiências de observação e participação no cultivo, na colheita, na seleção, pesagem, compra dos alimentos, na aprendizagem de técnicas de higiene e preparo e conservação de alimentos constituem aprendizagens significativas e prazerosas para as crianças. As professoras junto a elas podem planejar e cultivar hortaliças, ervas, frutas e outros vegetais em vasos ou hortas, que evidenciam a relação do homem com a natureza e sua interdependência.

As professoras podem organizar experiências que oportunizem não apenas o conhecimento de diversos vegetais, frutos, hortaliças, ervas, cereais, grãos e outros que são usados na alimentação humana, mas também ampliar a consulta em livros, filmes e oficinas culinárias, onde as crianças possam aprender a escolher, conservar, higienizar, preparar e depois degustar as preparações de cada região do país e do mundo. É possível chamar a atenção delas para observar os estados físicos da água potável, da água em vapor e sólida em forma de gelo, tanto como fenômenos que fazem parte do nosso cotidiano, propositadamente em experiências previamente organizadas com esse objetivo.

Aprendizagens sobre o cuidado com o corpo e o ambiente na Educação Infantil

Os cuidados com o próprio corpo e com o ambiente são uma oportunidade para se aprender as técnicas de higiene e conforto que são necessárias para manter o bem-estar, convivência, participação, brincadeiras, exploração e comunicação. Além de se apropriarem das técnicas usadas em sua cultura, as crianças podem com a mediação dos professores investigar como as outras crianças do mundo se lavam, vestem, calçam. Elas aprendem sobre os recursos hídricos, e por que é importante usá-los com cuidado. Aqui também os conceitos de volume, de transformação da natureza, de diferença da água potável e daquela dentro da bacia do sanitário ou captada da chuva podem ajudar as crianças a aprenderem sobre transformações das substâncias, ao mesmo tempo que aprendem como promover a saúde.

O que as crianças até os seis anos podem aprender sobre o cuidado da saúde na creche ou pré-escola

- Conviver, explorar e conhecer o novo meio físico e social com segurança.
- Explorar, identificar e respeitar as possibilidades e os limites de seu corpo.
- Participar, comunicar-se e construir habilidades para o cuidado pessoal.

- Servir-se e alimentar-se de todos os nutrientes, com prazer e saciedade.
- Conviver durante as refeições de acordo com as regras sociais do lugar.
- Participar da preparação de lanches e outras receitas culinárias simples.
- Identificar a água potável e bebê-la em copo de uso individual.
- Usar o sanitário, limpar-se e manter a higiene do local para as outras crianças.
- Higienizar os dentes e a língua, limpar e guardar sua escova de dentes.
- Lavar as mãos após ir ao banheiro e antes de comer.
- Limpar o nariz e as orelhas sem feri-las.
- Vestir-se e despir-se mantendo seu conforto e protegendo seu corpo.
- Calçar e retirar os sapatos quando necessário.
- Proteger seu corpo do sol excessivo, das intempéries e da temperatura extrema.
- Proteger seu corpo de picada de insetos, formigas e animais.
- Proteger seu corpo e das outras pessoas nas brincadeiras, na exploração de circuitos e escaladas ou jogos.
- Comunicar sensações de cansaço, preparar-se para repousar e conciliar o sono.
- Compreender a importância de Reduzir, Reutilizar e Reciclar os resíduos gerados, descartar o lixo no lugar indicado e economizar recursos hídricos.
- Reconhecer sinais de mal-estar, dor ou traumas e procurar ajuda.
- Cuidar dos ferimentos simples e pedir ajuda se sentir dor ou sangrar.
- Lidar com os conflitos, evitando agredir ou ser agredidas pelos colegas.

- Perceber e comunicar suas emoções e sentimentos de alegria, medo, nojo, tristeza, raiva, e pedir ajuda se se sentir mal com elas.
- Conhecer e identificar sua Caderneta da Criança fornecida pelo serviço de saúde.

Embora todos os grupos etários compreendam crianças com processos de desenvolvimento diversos, que requerem dos professores uma adaptação dos campos de experiências para que possam usufruir com prazer, interesse e segurança, a faixa que atende aos menores de 18 meses é ainda mais diversa, por congregar bebês com três meses de vida ou menos, os que nasceram a termo ou prematuros e que por isso têm demandas e ritmos de desenvolvimento diferenciados, como aqueles que têm 18 meses e podem falar, andar, correr, desenhar, conviver nas refeições com as crianças maiores, e estão começando a aprender a usar o sanitário.

É comum que as escolas separem os bebês que ainda não andam daqueles que se locomovem com independência, temendo que os maiores machuquem os pequenos. Se, por um lado, isso pode ser um mito, pois as crianças gostam, respeitam e ajudam a cuidar dos menores, diversificando o grau de dependência dos professores para cuidar deles, por outro, é preciso planejamento criativo e com base em pesquisas, observações, em outras experiências bem-sucedidas, para, ao misturá-los, não confinar os menores de sete meses em cadeirinhas, em cercados ou berços, temendo que os maiores os atropelem, pisem neles ou disputem o colo da professora.

Os objetivos para as crianças desta primeira fase, denominada "bebês", podem ser muito variáveis para cada idade que a compõe, assim como os cuidados, brincadeiras e interações requerem adaptações para os diversos momentos e tempos de inserção na unidade de Educação Infantil, número de horas que permanecem na unidade, histórico de saúde. Esta fase, ainda mais que as outras, requer uma constante interação dos professores com os familiares, particularmente a mãe, sobretudo se a criança foi aleitada exclusivamente com leite materno até o sexto mês de vida, conforme recomendado pelo Ministério da Saúde.

Até um ano e meio de vida, o bebê precisa ser acompanhado mensal ou bimestralmente no serviço de saúde. Ele terá seu crescimento e desenvolvimento avaliados pelos profissionais de saúde e será imunizado com várias doses de vacinas que às vezes podem causar reações de dor, febre, irritabilidade, no dia ou em até 48 horas de sua aplicação, e que devem ser conhecidas pelos professores para cuidados específicos. Após os 18 meses, tanto as avaliações como as vacinas serão mais espaçadas, conforme calendário previsto pelo Ministério da Saúde.

Aprendizagens no grupo etário I — 0 a 1 ano e 6 meses

- Conviver e construir vínculos com as crianças e os profissionais da creche.
- Expressar que consegue separar-se gradativamente do seu cuidador primário com bem-estar e segurança.
- Participar das refeições comendo com prazer os diversos alimentos e preparações culinárias de acordo com seu histórico pessoal, faixa etária, estado de saúde.
- Brincar movimentando-se, expressando-se, explorando espaços, objetos e situações, imitando, jogando, imaginando, planejando, interagindo, criando e resolvendo problemas de acordo com seu desenvolvimento potencial.
- Expressar suas sensações, emoções, necessidades, interesses e desejos de acordo com o desenvolvimento de suas habilidades comunicativas e empregando outras formas de comunicação, além do choro ou mordidas.

Aprendizagens no grupo etário II — 1 ano e 7 meses a 3 anos e 11 meses

- Conhecer-se nomeando as diversas sensações e estados do seu corpo em diversas situações do dia: frio, calor, umidade, com vontade de fazer cocô, xixi, cansado, com fome, sede, dor, ferido, limpo, sujo etc.

- Conhecer seu nome e sobrenome, os nomes dos colegas, reconhecer e cuidar de sua mochila, lancheira e objetos de uso pessoal, identificando-os por meio de símbolos.
- Conviver e lidar com os conflitos com os colegas sem morder, empurrar ou agredi-los de outras formas.
- Participar dos cuidados com seu corpo, desenvolver habilidades para sentar-se à mesa, usar os talheres, beber água potável quando tiver sede, usar o sanitário e limpar-se, escovar os dentes, preparar-se para dormir, despir-se e vestir-se, incluindo as meias e os sapatos, lavar as mãos.
- Participar do preparo de alimentos simples, como sucos, saladas, gelatina, sanduíches que tenham início, meio e fim no mesmo processo, para consumo imediato.
- Participar no cuidado com o ambiente no qual está inserido: jogar o resto de alimento no lixo orgânico, ajudar a guardar os brinquedos, fechar a torneira após lavar as mãos etc.
- Compreender as situações de perigo e respeitar os limites para sua própria segurança e a dos colegas, como não correr nas escadas, segurar o corrimão, não mexer em objetos cortantes sozinho, entre outras.

Aprendizagens no grupo etário III — 4 anos a 5 anos e 11 meses

- Conviver desenvolvendo atitudes cuidadosas e solidárias com as outras pessoas.
- Participar com os colegas e professores dos combinados sobre regras de convivência na escola, respeitando todos e a si próprio.
- Conhecer seu corpo em processo de crescimento e cuidar dele, escovando os dentes após as refeições, lavando as mãos antes

de comer e após usar o sanitário, alternando repouso com atividades, protegendo-se etc.

- Brincar com prazer, movimentando-se e desenvolvendo novas habilidades físicas, seguindo as normas e regras que asseguram a integridade própria e a dos colegas.
- Conviver nos momentos das refeições na escola, servindo-se dos alimentos de acordo com sua saciedade, desenvolvendo bons hábitos de alimentação e aprendendo as regras sociais que hoje orientam estes momentos.
- Participar de oficinas de culinária, aprendendo as técnicas básicas para descascar e picar frutas, preparar refeições simples, ampliando seus conhecimentos sobre os diversos tipos de alimentos e como combiná-los.
- Participar dos cuidados com o ambiente, descartando adequadamente o lixo e ajudando os colegas e a professora a manter a sala limpa e organizada, cultivar a horta, regar as plantas.
- Participar do acompanhamento do seu estado de saúde, expressando suas emoções e pedindo ajuda para lidar com elas durante a aplicação de vacinas, exame de seu corpo e avaliação da saúde bucal.
- Participar do seu controle de saúde, identificando, transportando e cuidando de sua Caderneta de Saúde, que precisa ser consultada regularmente pelos professores.

Articulando as aprendizagens sobre o cuidado na Educação Infantil com os objetivos da primeira série do Ensino Fundamental

Na BNCC da Educação Básica está previsto, entre outros objetivos, que as crianças e jovens desenvolvam atitudes e procedimentos para: "Conhecer-se, apreciar-se e cuidar de sua saúde física e mental, compreendendo-se na diversidade humana e reconhecendo suas emoções e as dos outros, com autocrítica e capacidade para lidar com elas" (Brasil, 2018a, p. 10).

Ao longo da Educação Infantil, espera-se que as crianças tenham vivenciado atitudes e ações em todos os campos de experiência que tenham promovido o seu crescimento e desenvolvimento saudável, conhecimentos e habilidades básicas para o cuidado de si, do outro e do meio. Entretanto, como todos os outros conhecimentos, eles não se esgotam em determinada fase do desenvolvimento, ou idade, mas requerem continuidade ao longo do Ensino Fundamental e Médio e nos ciclos de vida.

Por serem essencialmente transdisciplinares, os conhecimentos e práticas de cuidado de si, do outro e do ambiente permeiam todos os campos de experiências na Educação Infantil e, posteriormente, a organização disciplinar. Entretanto, como conteúdo abstrato, pode se concentrar em disciplinas como Ciências e Educação Física, conforme se pode observar nos diversos objetivos do primeiro ano do Ensino Fundamental.

Mas, sem dúvida, é na vivência na organização escolar, no cotidiano, que se continuará a oportunidade de se experimentar um cuidado solidário e responsável de cada criança consigo própria, com seus colegas, entre os professores, merendeiras, zeladores, faxineiras, gestores, familiares e com o meio ambiente. É preciso que toda a comunidade escolar vivencie práticas que compreendam a saúde e o bem-estar como fruto de um modo de vida construído socialmente, e não uma dádiva ou um serviço a ser adquirido de algumas categorias específicas.

Ao revisitarmos os objetivos elencados para o Ensino Fundamental na BNCC, destacamos no quadro a seguir aqueles que têm uma relação mais direta com o tema abordado neste livro. A maioria dos objetivos relativos ao cuidado e à promoção da saúde, em um sentido amplo, se encontra na disciplina de Ciências, mas é possível localizá-los também no ensino de História, Geografia, Educação Física, que, pelas suas especificidades, tratam mais diretamente de como os seres humanos se organizam para manter a vida em sociedade, para alcançar elevados níveis de bem-estar, de acordo com cada contexto histórico e geográfico.

- Nos anos iniciais, pretende-se que, em continuidade às abordagens na Educação Infantil, as crianças ampliem os seus conhecimentos e apreço pelo seu corpo, identifiquem os cuidados necessários para a manutenção da saúde e integridade do organismo e desenvolvam atitudes de respeito e acolhimento pelas diferenças individuais, tanto no que diz respeito à diversidade étnico-cultural quanto em relação à inclusão de alunos da educação especial.
- Nos anos finais, são abordados também temas relacionados à reprodução e à sexualidade humana, assuntos de grande interesse e relevância social nessa faixa etária, assim como é relevante também, o conhecimento das condições de saúde, do saneamento básico, da qualidade do ar e das condições nutricionais da população brasileira.
- Pretende-se que os estudantes, ao terminarem o Ensino Fundamental, estejam aptos a compreender a organização e o funcionamento de seu corpo, assim como a interpretar as modificações físicas e emocionais que acompanham a adolescência, e a reconhecer o impacto que elas podem ter na autoestima e na segurança de seu próprio corpo.
- É também fundamental que tenham condições de assumir o protagonismo na escolha de posicionamentos que representem autocuidado com seu corpo e respeito com o corpo do outro, na perspectiva do cuidado integral à saúde física, mental, sexual e reprodutiva.
- Além disso, os estudantes devem ser capazes de compreender o papel do Estado e das políticas públicas (campanhas de vacinação, programas de atendimento à saúde da família e da comunidade, investimento em pesquisa, campanhas de esclarecimento sobre

doenças e vetores, entre outros) no desenvolvimento de condições propícias à saúde.

- Essa integração se evidencia quando temas importantes como a sustentabilidade socioambiental, o ambiente, a saúde e a tecnologia são desenvolvidos nas três unidades temáticas. Por exemplo, para que o estudante compreenda saúde de forma abrangente, e não relacionada apenas ao seu próprio corpo, é necessário que ele seja estimulado a pensar em saneamento básico, geração de energia, impactos ambientais, além da ideia de que medicamentos são substâncias sintéticas que atuam no funcionamento do organismo.
- Conhecer, apreciar e cuidar de si, do seu corpo e bem-estar, compreendendo-se na diversidade humana, fazendo-se respeitar e respeitando o outro, recorrendo aos conhecimentos das Ciências da Natureza e às suas tecnologias. (Ciências da Natureza)
- Agir pessoal e coletivamente com respeito, autonomia, responsabilidade, flexibilidade, resiliência e determinação, recorrendo aos conhecimentos das Ciências da Natureza para tomar decisões frente a questões científico-tecnológicas e socioambientais e a respeito da saúde individual e coletiva, com base em princípios éticos, democráticos, sustentáveis e solidários. (Ciências da Natureza)
- Discutir as razões pelas quais os hábitos de higiene do corpo (lavar as mãos antes de comer, escovar os dentes, limpar os olhos, o nariz e as orelhas etc.) são necessários para a manutenção da saúde.
- Discutir os cuidados necessários à prevenção de acidentes domésticos (objetos cortantes e inflamáveis, eletricidade, produtos de limpeza, medicamentos etc.).
- Discutir hábitos necessários para a manutenção da saúde auditiva e visual considerando as condições do ambiente em termos de som e luz.
- Propor, a partir do conhecimento das formas de transmissão de alguns microrganismos (vírus, bactérias e protozoários), atitudes

e medidas adequadas para prevenção de doenças a eles associadas.

- Organizar um cardápio equilibrado com base nas características dos grupos alimentares (nutrientes e calorias) e nas necessidades individuais (atividades realizadas, idade, sexo etc.) para a manutenção da saúde do organismo.
- Discutir a ocorrência de distúrbios nutricionais (como obesidade, subnutrição etc.) entre crianças e jovens a partir da análise de seus hábitos (tipos e quantidade de alimento ingerido, prática de atividade física etc.).
- Reconhecer e cuidar de si, do outro, da coletividade e da natureza, enquanto expressão de valor da vida. (Ensino Religioso)
- Identificar práticas cotidianas de cuidados pessoais que contribuam para o bem-estar e a saúde. (Ciências)
- Compreender a importância de observação de normas e regras dos jogos esportivos que asseguram a integridade própria e a dos demais participantes. (Educação Física)

No quadro anterior foram agrupados os objetivos que contemplam os cuidados que objetivam a sustentabilidade, o bem-estar individual e coletivo nas diversas disciplinas do Ensino Fundamental. Fica evidente que as competências para o cuidado de si, do outro e do ambiente não se restringem à Educação Infantil, nem apenas à saúde e ao bem-estar individual, mas são fundamentais para orientar aquisições ao longo de todo o processo educacional.

Capítulo 2

Revendo as atitudes e técnicas de cuidados com o corpo das crianças

As atitudes e os procedimentos de cuidado com o corpo aprendidos desde a primeira infância seguem técnicas corporais de cada cultura, ou seja, o jeito particular de ser de um determinado gênero e grupo social. Por serem práticas cotidianas, familiares, podem ser confundidas com atributos "naturais" e fruto do conhecimento inato das mulheres. Entretanto, elas são ensinadas de uma geração para outra por meio da experiência, e, como todo conhecimento, são transformadas com o processo histórico e social.

Algumas técnicas empregadas em determinada época e lugar podem deixar de sê-lo por modificações na estrutura social ou por causarem problemas de saúde, por exemplo, as lesões e dores nos pés das meninas chinesas que eram enfaixados para permanecerem pequenos por serem considerados mais belos. No final do século XIX, proibiu-se esta prática, embora tenha levado muitos anos para as famílias abolirem esse costume.

No Centro de Documentação da Infância, situado em Florença, Itália, observam-se algumas pinturas clássicas que retratam crianças sentadas e com o corpo enfaixado das pernas ao tórax. Até metade do século XX, era comum também enfaixar os bebês, não apenas por entenderem que esta técnica os tornaria mais "firmes", mas talvez porque em um tempo ainda sem fraldas descartáveis, com calças plásticas e macacões de malha, eles ficassem completamente molhados e tivessem hipotermia. A técnica consistia em enrolar firmemente os bebês em cueiros, contendo suas pernas e os braços em extensão semelhante a um charuto, por isso era denominado "charutinho".

No filme *Bebês*, uma produção contemporânea sobre nascimento, desenvolvimento e cuidados no primeiro ano de vida em quatro países — Estados Unidos, Japão, Namíbia e Mongólia —, em uma cena filmada na maternidade deste último país, observa-se que a enfermeira usa esta técnica para preparar o bebê para ir para casa com sua mãe. Na tenda onde a família reside, o bebê é mantido por alguns meses com as pernas e parte do tórax enrolados, deitado em uma cama, enquanto a mãe cuida do irmão, dos afazeres domésticos e dos animais de criação.

Atualmente, retoma-se parcialmente esta técnica de enfaixar o bebê com o objetivo de oferecer um contorno corporal e reduzir o choro no primeiro trimestre de vida, talvez por lembrar os limites das paredes do útero que o continha antes de nascer. A diferença da contenção aconselhada atualmente é que ela é feita de maneira suave, com tecidos mais elásticos, mantendo-se a flexão das mãos e pernas dos bebês, pois se sabe hoje que é mais adequada nesta fase do desenvolvimento.

Se as práticas de cuidados com as crianças podem ser diversas conforme a região do país ou do mundo, com o fenômeno da globalização, algumas delas são unificadas. Povos indígenas que vivem na floresta mais próxima à cidade substituem as fibras naturais que continham as fezes dos seus bebês por fraldas descartáveis, conforme observado em janeiro de 2015 em uma nação indígena em Manaus.

No filme *Muito além do peso*, documenta-se o impacto do consumo de refrigerantes e alimentos industrializados nos hábitos familiares mesmo das populações ribeirinhas do Amazonas, com aumento da incidência de obesidade, diabetes, hipertensão e doenças cardiovasculares em crianças e adultos.

Outro exemplo é o desmame precoce, aquele que ocorre no primeiro semestre de vida. As mudanças nos modos de vida, associadas às propagandas de leite em pó e de utensílios para bebês, levaram muitas famílias a substituir o aleitamento materno por mamadeiras e fórmulas lácteas industrializadas. Seguindo este padrão, as bonecas disponíveis no mercado têm mamadeiras e chupetas, ou seja, as crianças aprendem desde cedo, seja por experiência ou por meio de objetos para brincar e jogos de papéis, que mamadeiras são utensílios associados aos bebês.

Na contramão desta prática, movimentos sanitários têm argumentado a favor do resgate do aleitamento no seio, uma vez que estudos longitudinais de 30 anos comprovam o impacto negativo da introdução precoce do leite de outra espécie na saúde das crianças e, em longo prazo, dos jovens e adultos (Victora, 1998). Há uma tendência de retorno das práticas de aleitamento ao seio, com repercussões nas creches e no comportamento dos bebês que crescem sem nunca dependerem de chupeta ou mamadeira. Os professores de creche têm sido desafiados para novas formas de cuidar, como oferecer o leite materno para os bebês em copinhos no lugar da mamadeira, e oferecer apoio e segurança no processo de inserção na instituição ou nos momentos de conciliar o sono.

Começam a ser fabricadas bonecas de tecido com filhinhos que mamam no peito, como as da foto ao lado, e observam-se tanto meninos como meninas brincando de "dar o peito" para as bonecas no jogo simbólico.

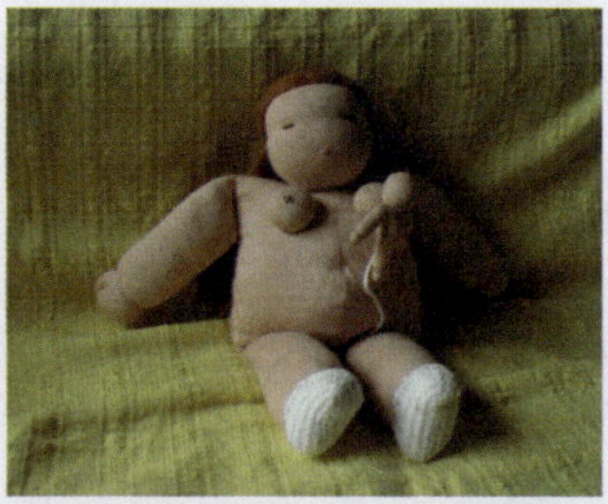

Imagem de domínio público: http://www.flordosul.com/about/.

É comum as mães e mesmo as/os professoras/es reiterarem um discurso ouvido durante a própria infância. Estas concepções estão tão arraigadas na cultura que as repetimos automaticamente, sem refletir sobre as diferenças entre crenças, costumes e mediadores simbólicos, com riscos reais ou imaginários à saúde.

As concepções sobre o que causa as doenças influenciam as práticas de cuidados e podem mudar com o processo histórico e científico. As crenças de que a temperatura fria provoca o resfriado ou outra doença mais grave, como a gripe ou a pneumonia, impactam na forma como os professores permitem ou não que as crianças fiquem descalças ou sentem no piso interno ou externo para brincar, mesmo quando é clima tropical, para que não haja risco de ferimento, de picadas de insetos ou outros animais, ou contato com esgoto a céu aberto.

Os profissionais, temendo o resfriado, forram todo o piso das salas com tapetes que, por outro lado, são difíceis de serem mantidos limpos, além de dificultarem o equilíbrio das crianças que estão começando a andar. As crianças são mantidas durante todo o dia com tênis e meias, mesmo quando bebês, o que pode inclusive dificultar a formação do arco do pé. No inverno, mesmo tropical, são confinadas nas salas, o que aumenta o risco de contágio de doenças respiratórias (Coimbra; Tangerino, 2014). Em vez de impedir as crianças de brincarem descalças ou se sentarem no chão, é muito mais eficaz, para prevenir doenças infecciosas, ensiná-las a lavar as mãos após limpar o nariz, antes de comer, após ir ao banheiro e alternar brincadeiras em espaços abertos com aquelas dentro da sala, evitando confinamento contínuo (Maranhão; Vico, 2004).

Como os professores são autoridades em educação e responsáveis mediados pelo conhecimento produzido pela ciência e pelo senso comum, é fundamental que eles reflitam sobre os conceitos que transmitem às crianças por meio de suas práticas e falas. Por outro lado, eles precisam ouvir as solicitações das famílias, respeitar os aspectos simbólicos relacionados a costumes, crenças e valores, e negociar com elas aqueles que são conflitantes com as práticas consideradas mais adequadas no cuidado à criança (Maranhão; Sarti, 2007; 2008).

Ao considerarmos as diversas regiões brasileiras, as diferentes faixas etárias e grupos sociais atendidos na instituição de Educação

Infantil, ou seja, ao atentarmos para os modos e estilos de vida hegemônicos ou predominantes e outros minoritários ou alternativos, os professores precisam conhecer e discernir os cuidados que podem ser realizados conforme costume ou crença familiar, ou que precisam ser negociados com as famílias para melhor adequação ao bem-estar de todas as crianças, superando os conflitos que emergem do confronto de diferentes crenças, costumes, conhecimentos sobre o cuidado à saúde das crianças.

Leo, cuja mãe, ao matriculá-lo na creche, fixou com um alfinete "um patuá" no interior da roupa da criança, pois seu histórico de saúde era de um menino com baixo peso e adoecimentos frequentes. A mãe o havia levado em uma benzedeira, que prescreveu o patuá para protegê-lo. A professora, incomodada com o adereço, aconselhou a mãe a retirá-lo, argumentando que o alfinete poderia feri-lo, em vez de negociar com ela outra forma de fixá-lo na roupa. A mãe aceitou a orientação, pois talvez seu medo de "contrariar" a professora, ou essa "rejeitar" seu filho, fosse maior do que mudar a técnica de proteção. Assim, ela descolou a proteção simbólica para uma proteção concreta segundo as práticas de senso comum: passou a reforçar as recomendações da professora de não o deixar descalço e mantê-lo agasalhado constantemente durante o dia, reforçando estes cuidados antes de levá-lo para casa (Maranhão; Sarti, 2007).

Conforme nos ensina Giovanni Berlinguer (1988), promover a saúde é refletir criticamente sobre todas as informações que temos ou nos chegam todos os dias, para ajudar as crianças (e suas famílias) a fazerem escolhas sobre o melhor cuidado em cada momento e contexto. Isto significa que o professor precisa observar os próprios pensamentos e práticas, e revê-los à luz das ciências da saúde e da educação.

Capítulo 3

Como e o que se ensina às crianças sobre cuidado com a saúde

As crianças aprendem sobre promoção da saúde e bem-estar por meio da experiência de serem cuidadas e de sua participação neste processo, que envolve observação, imitação, repetição, criação e pensamento. Algumas técnicas, como abotoar a roupa, retirar e colocar a meia, amarrar o cadarço do tênis ou fechar o "velcro", escovar os dentes, bochechar, cortar alimentos com a faca, limpar o nariz, lavar as mãos, são aprendidas por etapas, pela intervenção do professor e por imitação, repetição. Às vezes, precisam ser demonstradas passo a passo pelo professor, que também deve apoiar a criança em suas tentativas iniciais até que as domine.

Para que as crianças a partir dos dois anos consigam se servir de diversos alimentos, as travessas, talheres e utensílios usados, como as jarras contendo água e sucos, precisam ser de material e tamanho compatíveis com a altura das crianças, incluindo o tamanho da extensão do seu braço e o peso que conseguem sustentar. Isso se aplica, por exemplo, ao acesso aos materiais de higiene pessoal e à técnica de escovar os dentes, lavar as mãos etc. É comum observar-se nas construções e adaptações de prédios para creches que, embora as pias e torneiras estejam na altura das crianças, nem sempre são de largura e profundidade que possibilitem que elas abram a torneira de forma autônoma.

As crianças precisam ter claro o que se espera delas, por exemplo, que retirem o sapato e a meia quando vão brincar em determinado lugar ou para realizar uma atividade. A professora observa as crianças que têm alguma iniciativa e as apoia, ajuda aquelas que avalia no momento que mais necessitam de seu apoio, demonstra como fazer e acredita que elas são capazes de fazê-lo.

O fundamental é abolir "aulas" sobre higiene e nutrição, fazendo teatrinho de fantoches, ou desenhando legumes, escovas de dente, sabonete etc., para que as crianças pintem. Bons hábitos se adquirem quando se explicita o que é para fazer e a criança vivencia diariamente as ações.

Conversando sobre secreções corporais, regras de higiene e convivência social

> A origem etimológica da palavra higiene vem do grego *hygeinos*, "o que é são". Entretanto, o senso comum lhe atribui significado mais restrito, asseio e limpeza. Nos dicionários da língua portuguesa, higiene significa "o que contribui para a saúde". É definida também como "ciência que visa à preservação da saúde e à prevenção da doença; limpeza, asseio; parte da medicina que visa à preservação da saúde e ao estabelecimento das normas e preceitos para prevenir as doenças; conjunto de condições ou hábitos que conduzem ao bem-estar e à saúde; limpeza corporal" (Maranhão; Vico, 2004, p. 131).

A partir do século XIX, a higiene passa a ser uma disciplina da medicina, caracterizando-se como um conjunto de saberes e dispositivos que tratam da manutenção da saúde. Entretanto, os conceitos de limpo e sujo são orientados não apenas pelos conhecimentos das ciências da saúde, mas correspondem a valores culturais sobre o que é puro ou impuro, o que está em ordem e desordem, que pode entrar ou não no corpo (Douglas, 1991).

Em uma creche de pré-escola pública na periferia de São Paulo, Talita, de quatro anos, estava sempre com o nariz escorrendo secreção. As outras crianças a rejeitavam, excluindo-a das brincadeiras e rotulando-a como "ranheta". Um dia, conversando com ela no refeitório, levei-a até o espelho para visualizar a secreção que saía do seu nariz, que ela parecia não perceber. Ensinei-a a limpar o próprio nariz com lenço de papel, jogá-lo no lixo e lavar as mãos. Combinei com sua professora para ajudá-la, com delicadeza, nos próximos dias, a perceber quando precisava limpar o nariz, até que ela conseguisse fazê-lo com autonomia. A professora também conversou com a mãe de Talita para que procurasse o serviço de saúde para avaliar a infecção respiratória crônica. Ao aprender a cuidar de si mesma, ela melhorou a aparência, ficou mais confiante e passou a participar das brincadeiras com os colegas de grupo (Maranhão; Sarti, 2007).

Cuidar de uma criança não significa apenas realizar ações por ela, mas permitir e dar condições para que ela construa habilidades para cuidar de si mesma. Cuidar de crianças menores de cinco anos inclui limpar e ensinar a limpar suas secreções nasais, restos de urina e fezes na região perianal, regurgitações e outras substâncias eliminadas pelo corpo, o que desafia a própria capacidade do professor de lidar com suas emoções e afetos que emergem nesses momentos, em especial uma possível repulsa em relação a dejetos e odores eliminados pelo corpo do outro. Em função disso, uma questão que continua sendo formulada por professores de Educação Infantil é sobre o risco ocupacional de contato com fezes e outras secreções durante os cuidados corporais e questões relativas ao gênero.

Segundo relato de uma professora de uma escola de Educação Infantil de São Paulo, um pai de aluno reclamou da forma como ela havia ensinado o filho a secar-se com o papel higiênico após fazer xixi, argumentando que este era um cuidado adequado para as meninas e não para os meninos. Após esse episódio, a professora refletiu que as atitudes de cuidado na Educação Infantil vão além do atendimento de necessidades imediatas básicas e constituem o currículo de Educação Infantil, sendo referência para a identidade da criança no que se refere ao gênero, às relações sociais e ao que é considerado da esfera pública ou da privada.

Estas questões apontam para uma demanda de conhecimentos sobre os principais mecanismos de transmissibilidade de doenças[2] que fundamentam as precauções padronizadas no processo de cuidado, na perspectiva das ciências da saúde, articuladas com as ciências da educação.

Para ampliar o diálogo, segue um texto escrito em resposta a professores que frequentam um curso de Educação Infantil a distância, que enviaram questões sobre como incentivar as crianças a aceitar e ter prazer com as preparações culinárias servidas na escola e sobre mordidas entre os bebês.

Prezadas professoras, professores e profissionais da educação infantil.

Permitam-me escrever a vocês de uma maneira informal, ou seja, a minha forma de expressão neste texto será informal, embora levada muito a sério.

Vocês trazem questões sobre dois aspectos que, embora pareçam diferentes do ponto de vista do desenvolvimento humano e do campo da saúde, têm relações interessantes: mordidas e alimentação.

Vou começar citando Vygotsky e Luria, embora eu recorte este trecho de um texto que as/os convido a ler na íntegra para aprofundar

2. O conhecimento sobre como os vírus, bactérias, fungos, parasitas penetram no corpo humano e depois de infectá-lo são eliminados, continuando a se propagar, e é fundamental para que o professor compreenda o conceito de Precauções Padronizadas, que serão abordadas nos próximos capítulos.

a reflexão. (Trata-se do capítulo "A criança e seu comportamento", do livro Estudos sobre a história do comportamento: *símios, homem primitivo e criança, publicado pela Editora Artes Médicas, 1996.) Os autores começam refletindo como nós, adultos, muitas vezes julgamos o comportamento das crianças com base na nossa experiência, na nossa perspectiva de ser que já foi criança, mas que hoje pensa e percebe o mundo e as próprias crianças da perspectiva de um adulto. Depois, os autores argumentam no que a criança é diferente. E quando dizemos criança, é preciso pensar que este termo abrange desde o recém-nascido até os doze anos, conforme o Estatuto da Criança e do Adolescente, embora o campo da saúde empregue outro recorte de idade.*

Mas vamos ao trecho que me interessa para evidenciar a vocês por que considero que os dois temas — mordidas e alimentação — têm uma íntima relação. Os autores escrevem no final da página 155: "Enquanto o adulto se liga ao mundo principalmente pelos olhos, a criança se liga pela boca. As sensações de fome e do seio de sua mãe, que lhe alivia a fome, talvez sejam os primeiros fenômenos psicológicos que se observam na criança. O elo com o meio ambiente começa na boca, e é aí que aparecem as sensações primitivas iniciais, as reações psicológicas primárias".

Assim, a mordida é uma forma de conhecer o outro, de interagir com ele, mais primitiva, no início do desenvolvimento na vida extrauterina. Entretanto, a criança logo aprende novas formas de interação com outra pessoa, pela mímica, pelo gesto, pela voz, pelas diversas linguagens humanas. Assim, não podemos generalizar, mas pensar a mordida envolveu crianças de qual idade, em que momento, em que espaço, horário, situação?

Conheci um menino com três anos e quatro meses que, quando era contrariado, tinha um comportamento de extrema oposição, mas não pela palavra, pelo gesto, mas sim batendo. Se contido por trás pelo adulto, ele cabeceava e, se não desse certo, mordia. Na minha avaliação, descobri um histórico familiar que requeria não crítica moral, mas ajuda. Este caso não pode ser explicado da mesma forma que uma mordida de um bebê em outro bebê, quando se sente invadido em seu espaço. Sim, temos um espaço virtual em torno do nosso corpo onde toleramos ou não a presença do outro. Este espaço de distância ideal que cada um considera não invasivo se constitui como parte do processo de construção da percepção da consciência de se ter um corpo separado de nossa mãe. Depois se mantém ou não, conforme a cultura onde crescemos e desenvolvemos. Franceses e americanos, por exemplo, toleram menos proximidade física do que brasileiros. Isto se reflete na forma física que expressamos nossas emoções, sentimentos, na nossa comunicação. Nem todos os povos se expressam da mesma forma em relação ao outro na vida social.

Continuando, a mordida de um bebê é uma forma de expressão por um motivo diferente do de uma criança em outra etapa do desenvolvimento. Por exemplo, um bebê de oito, dez meses, que está começando a ter dentes, ou seja, tem a gengiva inflamada, deseja morder para diminuir esta tensão. Ele também não tem ainda noção da força de sua mordida e precisa morder para aprender a usar suas novas ferramentas orgânicas. Pode morder objetos, alimentos ou pessoas da mesma forma. Um pouco antes desta fase os adultos começam a ensinar o bebê a beijar, encostam a boca nele para beijá-lo e pedem beijinhos, e deve ser difícil para ele diferenciar este gesto de expressão da mordida. Já viram que um bebê quando começa "a beijar" abre a boca e até lambe o outro? Talvez confunda com abrir a boca para mamar, comer, então morde "sem querer".

Ele pode tocar o outro com a boca para conhecer, pois sua boca funciona como um segundo olho. O bebê, ao conseguir segurar um objeto com as duas mãos, o olha e a seguir o leva à boca, como se quisesse conferir o que é aquele objeto para reconhecê-lo conforme seus conhecimentos prévios construídos com base nas suas percepções e sensações desde o útero. Ele morde sem desejar machucar o outro, tentando talvez responder para si mesmo: "O que é este objeto que se move?" Ele começa a conhecer o ambiente físico e social por meio das sensações que informam seu cérebro o que é seu e o que é do outro, que os ajudam a constituir uma percepção de ter um corpo separado do outro ou dos outros e dos objetos inanimados. Porque inicialmente ao nascer ele só tinha a sensação de ser um contínuo com sua mãe, dentro do seu útero, seu ambiente social por 38-42 semanas. Mas, ao perceber que o outro reage chorando, ou com outra mordida, ele começa a perceber que este objeto tem uma textura diferente e reage. Aprende assim, pouco a pouco, sobre os outros humanos, sobre as relações humanas. Posteriormente, com base na experiência constituída pela reação do outro bebê, do professor ou dos familiares, ele pode usar esta aprendizagem como um recurso para conquistar o que deseja, seja um brinquedo ou um contato corporal mais prolongado.

Pela experiência, ele aprende que a mordida pode se tornar uma importante ferramenta, tanto para comer como para provocar reações no outro. Sim, geralmente eles começam a morder em uma fase que também começam a experimentar outros alimentos. Aliás, algumas mães referem que alguns bebês por volta do nono mês começam a morder o seio delas, o que às vezes resulta em uma decisão para completar o processo de desmame com a ablactação.

Esse processo é diferente em uma criança que tem mais ou menos três anos e já tem consciência de ter um corpo separado do outro, desejos diferentes do outro, e exercita esta recente aquisição — a de impor sua vontade —, o que constitui as crises de birra ou de oposição, numa fase que Henri Wallon denomina estágio do personalismo. Crianças que ainda não desenvolveram recursos verbais para convencer o outro poderão usar os recursos que já desenvolveram em outra etapa, e morder para conseguir o que desejam. Assim, a atitude do professor deverá ser adequada ao desenvolvimento potencial de cada criança. Aqui emprego o conceito de desenvolvimento potencial de Vygotsky.

Com a reação do adulto e das outras crianças com mais idade, elas vão aprendendo estratégias para exercer sua vontade e para se defender. Mesmo nós, adultos, se formos assaltados e se não houver outra forma de nos proteger, é possível que utilizemos este recurso mordendo o ladrão. As crianças desde bebês têm o direito de aprender a conviver em diversos contextos, a se conhecer, a participar, a cuidar de si, a se expressar e se comunicar, para informar o outro de seus interesses, desejos, necessidades, mantendo sua integridade psicofísica, mas ao mesmo tempo respeitando os direitos dos demais.

Na Educação Infantil, elas podem desenvolver diversas linguagens, e construir habilidades e recursos pessoais para lidar com os conflitos inerentes à convivência com os outros, para que não resultem em violência. Aqui, em nenhum momento estou denominando as mordidas de ato violento, pois isso somente seria possível de ser analisado e classificado dessa forma quando o processo de desenvolvimento possibilitar uma contenção dos impulsos. Lembramos que a região frontal do cérebro que possibilita esta contenção só está plenamente desenvolvida após 19 anos, e isto em adultos que têm oportunidades de se desenvolver plenamente.

Os bebês e crianças com mais idade aprendem com a reação e os limites dados pelos adultos, tanto no âmbito da escola, como na família e na comunidade, como com as outras crianças em outros espaços. Os adultos podem achar graça e rir, ou revidar, ou ralhar com um bebê ou criança sob seus cuidados ao observá-lo morder ou "dar um tapa" no cuidador, ou em outra pessoa. Dependendo se são meninas ou meninos, as atitudes consideradas mais agressivas fisicamente podem ser até valorizadas socialmente.

Por outro lado, não podemos confundir estas reações inadequadas, que confundem as crianças, mas que as educam, com o diálogo tônico ou jogos de alternância estabelecidos entre o bebê e seu cuidador primário. Os bebês a partir de uma fase começam a brincar de colocar a chupeta na boca do outro, segurar sua orelha, enrolar o fio de cabelo materno em seus dedos, e isto faz parte do que chamamos jogo de alternância "eu e o outro". A mesma coisa se observa quando interagem com o cuidador primário e numa situação mais íntima, como após o banho, podem levantar a barriga para que o adulto abaixe e brinque com eles, do tipo "vou comer sua barriga", porque isto faz parte do que consideramos um processo de interação saudável. Tudo é uma questão de contextualização da idade, da situação e do ambiente.

Podemos afirmar que uma das preocupações do campo da saúde atual é com as situações de conflito que as crianças vivenciam desde o nascimento, e até durante a gestação, próprias de uma organização social que tem levado muitos jovens ao consumo de drogas, tanto as lícitas, como o álcool, como as ilícitas, e serem vítimas de mortes violentas, a principal causa de mortalidade na juventude. Assim, o exemplo da criança que tem um histórico gestacional e de nascimento em uma família usuária de drogas nos preocupa, e deve sim ser um caso a ser discutido envolvendo os especialistas dos serviços de saúde, do serviço social e as instituições educativas. Estes problemas, cada dia mais frequentes nas creches e pré-escolas, dado que as crianças não vivem num mundo à parte da violência presente na comunidade, necessitam de uma rede de apoio.

Se quiserem se aprofundar, vocês podem ler um texto escrito a partir de uma pesquisa realizada em uma creche/pré-escola, sob orientação da antropóloga Cynthia Sarti, disponível on-line: "A creche é o pai: instituição pública ou projeção de uma família idealizada", publicado no livro Infância em perspectiva *(Cortez Editora, 2010).*

Finalizando sobre a mordida, aqui cabe uma pergunta prática: Como vocês socorrem uma criança mordida, além do acolhimento afetivo, de acalmá-la e protegê-la? Nas reflexões, percebi que uma das participantes fala em colocar gelo, e outra em pedir para a outra criança passar a pomada. Vale um alerta: a mordida humana pode estar muito contaminada. O que mais nos preocupa são os vírus de doenças transmitidas pelo sangue. Então, é preciso não ficar tensa, mas socorrer logo as duas crianças, separando-as, evitando o prolongamento da situação. Depois de conter a situação, acalmar, lavar tanto a pele do que foi mordido como higienizar a boca e dentes de quem mordeu (sobretudo se sangrou). NÃO PASSAR

POMADAS, pois, ao esfregá-la sobre a saliva do outro, aumenta o risco de penetrar na pele substâncias da boca do mordedor. Além do aspecto da segurança microbiológica, é preciso diminuir a dor e o sangramento interno que causa hematoma, e neste caso indica-se gelo local, que deve ser repetido pelos professores ao longo do dia, e pelos pais ao chegar em casa, por 24 horas.

As pomadas usadas por leigos com o intuito de não deixar hematoma, nesta fase inicial, só intensificam o problema, pois elas aumentam a possibilidade de sangramento, impedindo a coagulação. Elas só podem ser usadas com prescrição médica para tratamento dos hematomas que aparecem posteriormente e que podem ser dolorosos, por exemplo, quando ocorre um trauma.

Crianças mordidas com laceração da pele precisam de avaliação médica, tanto para investigar como para evitar infecções. Quanto ao caso da mãe que alegou ser mordida de adulto, vale informar que o tamanho da mordida é avaliado pelos profissionais de saúde com a ajuda de profissionais especialistas em investigação jurídica, para comprovar ou não se foi uma violência causada por adulto.

Boca: prazer ou campo de batalha?

A mesma importância que tem a boca para conhecer o mundo, têm as primeiras experiências experimentando diferentes cheiros, texturas, paladares desde o aleitamento materno. O leite que entra pela boca quando o bebê nasce e começa a ser alimentado é a primeira experiência de algo externo que entra no seu corpo e começa a fazer parte dele. Estas experiências iniciais são denominadas experiências, justamente porque deixam marcas, constroem percepções primárias que vão influenciar a aceitação e experimentação de outros alimentos ao longo da vida. Após o sexto mês, a necessária introdução dos alimentos complementares também é uma grande experiência sensorial, de novos movimentos, posturas e práticas culturais para as crianças. Estas primeiras experiências se iniciam, em geral, no contexto domiciliar, com base nas práticas culturais de cada família, do acesso a determinados alimentos, a diferentes preparações culinárias.

Alguns dos professores referem que atualmente há muita informação disponível do que se constitui uma alimentação saudável, mas que as crianças continuam sendo alimentadas em casa e preferindo na creche os alimentos industrializados, como miojo, biscoitos, salsicha, nuggets de frango, hambúrguer. Como fazer para mudar este cenário? Como enfrentar esta guerra sem tirar o grande prazer que é comer o que se gosta?

Eu perguntaria: Bastam informações para se mudar hábitos arraigados? Seria fácil para nós, de acordo com nosso modo de vida, seguir estas orientações na nossa vida cotidiana? Quais foram nossos hábitos alimentares desde a infância, o que nos influenciou, o que gostamos de comer, quais alimentos compramos e preparamos para nossas famílias? Como lidamos criticamente com as diversas informações que nos chegam todos os dias, às vezes contraditórias, sobre o que comer, quando comer, o que não comer?

A maior influência para as famílias contemporâneas escolherem, comprarem e prepararem os alimentos e organizarem suas refeições é o mesmo modo de vida que tem resultado em violência, em falta de consciência e tempo para o cuidado de si, do outro e do ambiente. As crianças não vivem numa bolha nem apenas dentro das instituições educativas. Elas sofrem grande influência da mídia, da disposição dos produtos em suas embalagens atraentes nos supermercados, que servem mais a uma lógica do consumo do que à promoção da saúde e bem-estar.

O vídeo Muito além do peso, *disponível on-line, nos convida a refletir sobre esta influência na dificuldade de algumas famílias vivenciarem outros hábitos alimentares nas residências ou na comunidade.*

A escola tem sim a obrigação de ser um local onde as crianças tenham oportunidade de ampliar o seu repertório alimentar, seja na diversidade dos tipos de alimentos, seja na forma de prepará-los, mas privilegiando sempre os tipos e preparações que não coloquem em risco sua saúde no aqui e agora e no futuro. Alimentos saudáveis podem ser muito saborosos e atraentes, dependendo apenas da construção com os adultos e crianças de novos paladares, cheiros, texturas, estéticas e organização das refeições.

Neste sentido, embora eu tenha achado interessantes as diversas estratégias construídas pelos professores, nada supera a antiga prática de cultivar uma boa horta, ensinar as crianças como os alimentos são plantados, crescem e são colhidos, ir à feira, observar diversas frutas, legumes, verduras, cereais, manuseá-los, cheirá-los, lavá-los, prepará-los, degustá-los. Mas, mais que isso, é a atitude e exemplo dos adultos o que requer uma reflexão sobre nossos hábitos e de como podemos aprimorá-los, e compartilharia isto com os familiares, convidando-os a participar desta construção de novos hábitos.

Em creches que supervisiono, tenho percebido que com os pequenos é possível planejar culinárias cujo processo todo seja observável pelos bebês e crianças em um tempo mais curto, no tempo da criança, conforme sua idade. Preparar e comer frutas descascadas pelas crianças e picadas com ajuda do adulto, e servidos a seguir sucos, saladas de folhas etc. Já os bolos, biscoitos, e preparações culinárias mais sofisticadas, que exigem um tempo para serem assadas, seriam mais adequados para uma idade em que as crianças já têm uma noção do tempo, das transformações das substâncias pelo calor do forno, pelo tempo do crescimento causado pelo fermento, ou seja, de forma que acompanhem todo o processo.

Em todos os casos, a higiene é fundamental: das mãos de todos, dos utensílios, das superfícies, com cabelos presos, conforme orientações da nutricionista para ambientes coletivos. Por isso, dizemos: saúde e bem-estar não é uma dádiva, mas uma construção social!

Damaris Gomes Maranhão

CAPÍTULO 4

A promoção do crescimento e desenvolvimento saudável

A promoção do crescimento e desenvolvimento saudável depende da qualidade do cuidado cotidiano, tanto no contexto familiar como no educacional. Um bebê, ao mamar no seio de sua mãe,[3] desenvolve a musculatura fonoarticulatória para respirar e deglutir corretamente (da perspectiva orgânica) tanto o leite materno como, posteriormente, outros alimentos. Essa musculatura possibilita-lhe desenvolver habilidades para emitir diferentes sons, falar, assobiar, cantar, soprar um instrumento. Além da experiência motora, ele pode olhar nos olhos e expressão facial de quem o alimenta, preferencialmente, segurando-o no colo, em uma distância adequada à sua visão. Ao sentir o sabor do leite materno, ele experimenta diferentes *flavors* eliminados no leite e que foram absorvidos da alimentação materna, própria de cada cultura. Aos poucos, com a introdução de outros alimentos

3. Há bebês que não são aleitados por dificuldades maternas, ou por contraindicação, no caso de risco de transmissão vertical de doenças. Nesse caso, o ideal seria substituir o sugar no peito por oferta de leite em copo próprio, com bordas grossas e largas, com técnica adequada, para manter o desenvolvimento da musculatura. Mas se a criança já usa mamadeira, os professores podem avaliar com um profissional de saúde o que seria mais adequado a ela e respeitar o processo de transição do tipo de cuidado oferecido em casa para o organizado na creche. Algumas mamadeiras podem ser mais adequadas que outras, como as de bico curto e furo pequeno, imitando a mama.

após o sexto mês de vida, irá experimentar outros sabores, texturas, odores, e aprenderá, ao longo de sua infância, as regras da cultura para o preparo e consumo dos diversos alimentos nas refeições. Um alimento que é consumido com prazer em uma cultura pode ser rejeitado na outra, haja vista, por exemplo, o consumo de certos insetos entre asiáticos.

A reflexão sobre como organizar e operacionalizar os cuidados com as crianças no contexto de escolas de Educação Infantil, da perspectiva tanto das ciências da saúde como das ciências da educação, parte do reconhecimento de que é impossível fazê-lo sem influenciar o processo de crescimento e desenvolvimento humano.

Ao compartilhar esses cuidados com as famílias, os professores também contribuem para a construção de hábitos e conhecimentos pelas crianças, sobre a melhor forma de cuidar de si, do outro e do ambiente, constituindo assim os modos e estilos de vida. Por outro lado, diversos modos e estilos de vida podem resultar em diferentes condições de saúde das pessoas em qualquer idade.

No texto produzido em 2010 para a Coordenadoria de Educação Infantil do Ministério da Educação, com o objetivo de subsidiar as Diretrizes Curriculares Nacionais de Educação Infantil, considera-se que as competências básicas para cuidar são semelhantes àquelas requeridas para educar (Maranhão, 2010).

- Planejar e organizar o ambiente para propiciar diferentes cuidados e aprendizagens das crianças de diversas idades, em contexto coletivo e educacional.
- Acolher, observar e interagir com familiares, bebês e crianças menores de cinco anos.
- Compreender e empregar "a linguagem do cuidado" — formas de comunicação durante o cuidado individual e coletivo.
- Empregar procedimentos e atitudes seguras e adequadas ao contexto educacional e coletivo, de acordo com as normas sanitárias específicas para o contexto da creche e da pré-escola.

- Registrar o processo de cuidado e desenvolvimento das crianças para acompanhar, avaliar, informar e planejar cuidados e atividades.
- Identificar as necessidades das crianças e do grupo de crianças, avaliar, decidir e agir.
- Informar, obter e transmitir informações sobre o estado de saúde e sobre os cuidados de cada criança.
- Compartilhar e negociar valores, crenças e conhecimentos sobre as diferentes práticas de cuidados infantis com os familiares e outros profissionais.
- Lidar com os desafios e avanços dos processos de integrar cuidados com as atividades educativas no contexto de Educação Infantil.

Compartilhando cuidados das crianças com os familiares e profissionais de saúde

Focando o desenvolvimento saudável da criança, é preciso lembrar que ela nasce, cresce, aprende e se desenvolve em uma determinada sociedade, grupo social e familiar. As crianças também podem ser assistidas em diferentes serviços, como os Hospitais ou Casas de Parto, onde geralmente nascem e os profissionais que as assistem registram as primeiras informações sobre seu estado de saúde. Posteriormente, o seu processo de crescimento e desenvolvimento deve ser acompanhado nas Unidades Básicas de Saúde (UBS), ambulatórios especializados ou consultórios privados. As autoridades sanitárias recomendam que sejam acompanhadas com maior frequência nos dois primeiros dois anos de vida pelo intenso processo de crescimento e desenvolvimento dessa fase e, depois, anualmente.

Todos os dados de condições no nascimento, peso, altura, desenvolvimento, vacinas devem ser anotados na Caderneta da Criança, revista em 2015 por um grupo de especialistas, que decidiram excluir o termo Saúde empregado na versão anterior, assumindo-a como documento intersetorial. Esse documento, entregue à família de todo recém-nascido brasileiro, propicia a integração de informações entre profissionais do setor de saúde, educação e assistência social (Brasil, MS, 2018b). É muito importante que, ao matricular uma criança na Educação Infantil, o profissional responsável solicite a Caderneta da Criança ou documento similar[4] para registro de alguns dados no prontuário da escola. Esses registros podem subsidiar o plano de acolhimento da criança, avaliar se necessita de algum cuidado especial, se está imunizada, se tem seu peso, altura e desenvolvimento acompanhados regularmente e compatíveis com sua idade.

A Caderneta da Criança — passaporte da cidadania (2ª edição), versão menino e menina, é fruto de um convênio de cooperação do Ministério da Saúde (MS), através da Coordenação de Saúde da Criança e Aleitamento Materno (COCAM) do Departamento de Ações Programáticas e Estratégicas (DAPES) da Secretaria de Atenção Primária à Saúde (SAPS), com o Instituto Nacional de Saúde da Mulher, da Criança e do Adolescente Fernandes Figueira (IFF/Fiocruz), e traz orientações sobre: os cuidados com a criança para que ela cresça e se desenvolva de forma saudável; os direitos e deveres das crianças e dos pais; aleitamento materno; alimentação complementar saudável; vacinas; saúde bucal; marcos do desenvolvimento; consumo; e informa sobre o acesso aos equipamentos e programas sociais e de educação (Ministério da Saúde, 2019).

---

4. As maternidades e clínicas de imunização privadas podem fornecer outro tipo de documento, embora a Caderneta da Criança impressa pelo Ministério da Saúde seja um direito de todas as crianças brasileiras.

Alguns exames de verificação do estado de saúde são realizados no recém-nascido antes da alta da maternidade e fazem parte do Programa Nacional de Triagem Neonatal, segundo a Portaria GM/MS n. 822, de 6 de junho de 2001, apelidados de "exames do pezinho", porque amostras de sangue são coletadas em uma região do pé.[5] Essa triagem visa diagnosticar desde o nascimento se há erros inatos de metabolismo (Fenilcetonúria), doenças metabólicas (Fibrose Cística); Hipotireoidismo Congênito, Anemia Falciforme e outras Hemoglobinopatias. Atualmente, também inclui a Triagem Auditiva (exame da "orelhinha") e exames para identificar Cardiopatias Congênitas (exame do "coraçãozinho"). O objetivo da Triagem Neonatal é garantir tratamento e acompanhamento multiprofissional do bebê, para evitar impactos negativos no seu crescimento e desenvolvimento.

Após o nascimento, os dados sobre crescimento, desenvolvimento, imunização e outros devem continuar sendo registrados na Caderneta da Criança pelos profissionais que a assistem. Essas informações devem ser consideradas no planejamento dos cuidados com a criança pelos profissionais da educação. Caso os professores observem alterações no processo de crescimento, como magreza excessiva, obesidade, baixa estatura, ou outras alterações, poderão se comunicar com o serviço que assiste a criança e solicitar formalmente orientações relativas aos cuidados específicos de que ela necessite na escola. Claro que isso deverá ser feito com a ciência e parceria da família. Entretanto, às vezes, a criança não apresenta histórico de problemas de saúde

5. Essa denominação pode confundir mais que esclarecer. Em uma consulta de enfermagem de um bebê de oito meses, de origem indígena, o pai relatou que havia procurado o serviço para saber se o "exame do pezinho" estava normal, porque sua sogra dizia que o menino tinha o pé torto. A criança foi avaliada, e o pai orientado de que o exame não avaliava uma anormalidade anatômica, muscular ou funcional do pé, mas esse era apenas o local da coleta do sangue para a realização do exame. Considera-se que o uso de diminutivos para nomear os exames de triagem neonatal, conforme tem sido empregado na comunicação dos profissionais de saúde com a população, ao invés de esclarecer, pode confundir, pois desconsidera a capacidade de compreensão.

anteriores, mas poderá começar a apresentá-los durante o processo de crescimento e desenvolvimento, percebido pelos professores.

A ideia não é "medicalizar" problemas comportamentais ou dificuldades de aprendizagem que demandam readequação da proposta pedagógica, mas sim ter uma perspectiva multidisciplinar do cuidado da criança e contar com parcerias intersetoriais para adequá-lo às necessidades específicas, visando sempre somar esforços na promoção do crescimento e desenvolvimento saudável.

Os professores do Berçário de um CEI na região sul da cidade de São Paulo perceberam que Tiago permanecia aparentemente perdido no meio da sala, não respondendo às falas de outras crianças e dos professores. Após alguns meses de conversas entre professores, coordenadora e a professora de Enfermagem da universidade próxima ao CEI, realizaram uma reunião conjunta com a mãe de Tiago e decidiram juntos encaminhá-lo ao médico com essas observações. Foi diagnosticada surdez que infelizmente não havia sido detectada antes, atrasando o desenvolvimento da fala. Tiago continuou frequentando o CEI, mas usando aparelho auditivo e fazendo terapia fonoaudiológica no serviço de saúde. Passou a se comunicar, embora com algum atraso para sua idade. Os professores ajudam Tiago a retirar o aparelho antes da soneca da tarde, e a recolocá-lo ao acordar.

As necessidades de cuidados dos bebês — mas sobre qual bebê estamos falando?

A Lei de Diretrizes e Bases da Educação Nacional, 9.394, de 20 de dezembro de 1996, prevê o direito a todas as crianças desde o nascimento, mas não especifica qual a idade mínima aconselhável a matriculá-las na creche, uma vez que não se deve restringir o direito de nenhuma criança. Na rede pública, pelo sistema de inscrição e disponibilidade de vagas, a idade mínima em alguns municípios é definida como quatro meses, considerando a licença-maternidade da maioria das trabalhadoras, embora algumas categorias já tenham conseguido ampliá-la para seis meses. Outras mães não têm acesso a esse direito porque são autônomas, conseguiram o emprego posteriormente ao parto ou são estudantes com licença para exercícios escolares domiciliares, que não têm a mesma duração da licença-maternidade.

Situações sociais críticas levam o poder público a considerar o atendimento dos mais novos. Na rede pública de creches da cidade de São Paulo, denominadas Centros de Educação Infantil (CEI), que atendem os menores de três anos e onze meses, cujas famílias têm baixa renda, como na periferia, há inscrições de lactentes a partir de um mês e meio. Algumas famílias se inscrevem antes de a criança completar os quatro meses, por seguirem o sistema de inscrição municipal, e ao serem convocadas matriculam os filhos por temerem "perder a vaga".

Na rede privada, com menos dependência de fila de espera para conseguir a vaga, a demanda pode ser tanto de lactentes de um mês e meio, ou mais comumente de crianças de três, quatro ou seis meses, dependendo dos direitos trabalhistas e do momento de inserção profissional da mãe ou da pessoa responsável pela criança.

Diante desse quadro, o professor precisa desenvolver competências para cuidar de crianças a partir de um mês de vida até cinco anos, 11 meses e 29 dias. Isto significa que há uma complexidade e amplitude de saberes que o professor precisa desenvolver sobre como identificar e atender às necessidades de cuidados de cada uma delas, no contexto educacional. São cuidados cotidianos em ambiente coletivo, mas adequados às necessidades específicas de cada criança.

Planejando o acolhimento da criança e de sua família no ambiente de educação infantil

O primeiro passo é conhecer cada criança, mesmo sabendo que isso é bastante complexo em uma sala com várias crianças em diferentes idades e desenvolvimento real e potencial. Mas é fundamental que o professor observe, interaja, registre dados sobre o desenvolvimento e peculiaridades dos cuidados de acordo com as necessidades de cada criança.

Todos os cuidados durante a fase de transição da criança do ambiente doméstico para o ambiente da creche devem ser planejados em parceria com a mãe, pai ou outro responsável pela criança. Planejar com os familiares é pensar junto o que seria melhor para aquela criança, de acordo com seu histórico, costumes, contexto em que vive. Para crianças que apresentam algum problema relativo ao desenvolvimento, ou estado de saúde, pode ser necessário enviar uma carta ao médico ou aos profissionais que as acompanham solicitando orientações sobre cuidados especiais.

Ao ser entrevistada pela enfermeira da creche sobre o histórico de saúde da criança, a mãe solicitou sigilo, antes de lhe informar que era HIV positiva e de que seu filho de dez meses era acompanhado no mesmo ambulatório, mas que pela idade os especialistas ainda não haviam confirmado se ele teria apenas os anticorpos maternos ou o vírus, uma vez que seu sistema imunológico estava em desenvolvimento. A enfermeira ouviu-a, tranquilizou-a, mas perguntou se poderia discutir o caso com a gestora e supervisora da unidade para planejarem melhor todos os cuidados, mantendo sempre o sigilo em relação aos outros profissionais. A mãe concordou. A gestora, enfermeira e supervisora consultaram a literatura especializada, documentos do Ministério da Saúde e um especialista. Concluíram que, independentemente dessa informação, já adotavam todas as precauções padronizadas em qualquer situação em que houvesse risco de contato com sangue, como ferimentos, sangramento nasal.

Acolhimento dos bebês em processo de aleitamento exclusivo ou início do desmame

Todo plano de inserção de crianças na Educação Infantil deve ser elaborado com a mãe, o pai ou com o responsável pela criança desde a matrícula, combinando-se o período em que a mãe ou outra pessoa querida pela criança deverá estar disponível para ajudá-la na transição. No caso dos aleitados ao peito, é preciso combinar quando a mãe poderá vir aleitá-lo durante a jornada diária, ou se pretende ordenhar o leite materno, e como esse será transportado, armazenado e oferecido. Bebês aleitados ao seio exclusivamente e que às vezes adormecem no seio da mãe necessitarão de um plano de acolhimento diferenciado.

Considerando que a licença-maternidade da maioria das trabalhadoras tem duração de 120 dias, as escolas devem estar preparadas para planejar a inserção de um bebê por volta do quarto mês de vida, sem necessariamente interromper o aleitamento, o que seria tanto um estresse emocional como uma maior suscetibilidade às infecções e alergias.

Atualmente, a recomendação de pediatras e nutricionistas é manter o aleitamento exclusivo até o sexto mês de vida, embora as mães que precisam retornar ao trabalho ao final do quarto mês, ou que não conseguem ir a intervalos regulares na creche para aleitá-lo, é necessário que a lactante ordenhe, armazene, identifique o frasco e envie o leite materno para ser oferecido na sua ausência. Há casos em que os pediatras prescrevem a introdução de um complemento de fórmula láctea. Há diferentes linhas nesse sentido, mas todos concordam que o ideal seria manter, sempre que possível, apenas o leite materno até o sexto mês de vida. Às vezes, as mães podem acrescentar um mês de férias à sua licença, ou solicitar um complemento de 15 dias na licença-maternidade para continuidade do aleitamento exclusivo, o que possibilitaria que o bebê iniciasse a frequência à creche por volta dos seis meses de vida. Antes de completar seis meses, o ideal seria a criança mamar na mãe antes desta deixá-la na creche, os professores oferecerem o leite ordenhado durante o dia mais ou menos a cada duas horas e a mãe voltar a aleitá-la ao chegar para buscá-la.

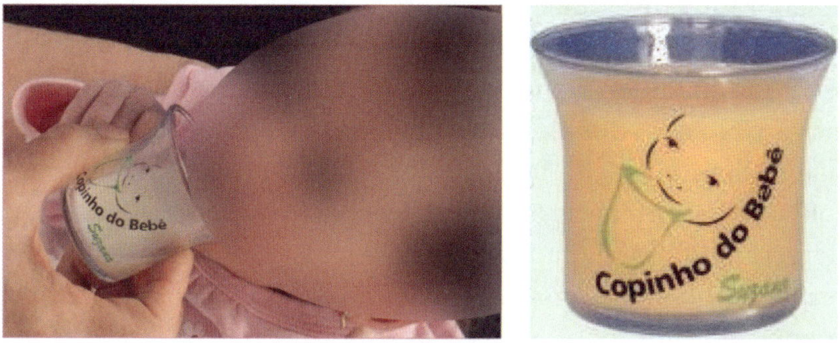

Oferta de leite materno em copinho de vidro com bordas adequadas à anatomia da boca do lactente. Desenvolvido pela enfermeira Suzana Lopes de Melo, testado no ambulatório pediátrico da Universidade Federal do Triângulo Mineiro, 2010.

Pode-se oferecer o leite materno ordenhado em um pequeno copo de bordas largas, sem entorná-lo dentro da boca do bebê, mas posicionando-o sobre a borda do lábio inferior de forma que a ponta da língua dele alcance o leite. A musculatura e os movimentos usados para sorver o leite no copo são semelhantes aos empregados para sugar o peito, diferentemente da maneira usada para sugar na mamadeira comum. A professora precisa ser treinada pela mãe ou por um profissional de enfermagem com experiência nesse procedimento. Isso evitaria o que se classifica como "confusão de bicos". Há também no mercado mamadeiras com válvulas e um tipo de bico que exige a mesma musculatura usada para mamar no peito.

Processo de desmame e introdução de alimentação complementar

> Enquanto o adulto se liga ao mundo principalmente pelos olhos, a criança se liga pela boca. As sensações de fome e do seio de sua mãe, que lhe alivia a fome, talvez sejam os primeiros fenômenos psicológicos que se observam na criança (Vygotsky; Luria, 1996, p. 155).

O desmame é um processo tanto na perspectiva nutricional como afetiva. Desmame significa diminuir gradativamente tanto a dependência nutricional do leite como do contato com o corpo materno. As crianças que não mamam exclusivamente, ou que são alimentadas por fórmula láctea, também precisam de outros nutrientes, assim como diminuir a dependência da satisfação proporcionada pela sucção da mamadeira.

O desmame é iniciado com a introdução gradativa de outros alimentos diversificando as fontes de nutrientes, o que também proporciona novas experiências de cheiros, texturas, cores, paladares. Atualmente, a recomendação é de que se introduzam os mesmos alimentos preparados e consumidos pela família, desde que se evitem açúcar, mel, frituras, gorduras saturadas, corantes, alimentos processados na indústria. Esses alimentos também precisam ser seguros do ponto de vista microbiológico e de sua consistência, evitando-se infecções e engasgos.

As atuais recomendações para introdução da alimentação complementar consideram os seis meses como idade ideal. Isso porque o desenvolvimento dos sistemas digestório, imunológico e motor indica que o bebê estaria com condições de ingerir outros alimentos, além de precisar deles para complementar algumas vitaminas e sais minerais, como o ferro e a vitamina C. Toda criança nasce com uma reserva de ferro, dependendo, é claro, de ter nascido a termo ou pré-termo (prematuro), mas que diminui com o processo de crescimento. Ela também nasce com a capacidade de sugar o seio materno, que é diferente de sugar uma mamadeira ou chupeta.

Em torno do sexto mês de vida, a língua, antes protrusa,[6] começa a mudar de posição, ao mesmo tempo que a laringe fica mais baixa.[7] Esse processo é simultâneo ao desenvolvimento da capacidade de pegar objetos, passá-los de uma mão para a outra, levá-los à boca. Nessa fase, o desenvolvimento motor possibilita que aprenda a sentar-se sem apoio, assim como o desenvolvimento da autoconsciência e perceptual permite se reconhecer no espelho. Começa a erupção dos primeiros dentes centrais inferiores, seguidos pelos superiores. Esses são indicadores de que está preparada para experimentar outros alimentos. Alimentar uma criança não significa apenas fornecer nutrientes, mas vivenciar as práticas culturais que revestem esses momentos.

Experimentando gradativamente os alimentos e interagindo durante os cuidados corporais (que são ao mesmo tempo cuidados emocionais e oportunidades de diversificar e ampliar a experiência na vida extrauterina), a criança desenvolve sua afetividade, percepção, atenção, imaginação, memória, pensamento e linguagens. Isso não implica excluir o leite materno, pois poderá continuar sendo aleitada por sua mãe em outros horários, sempre que possível para ela e enquanto a criança desejar. As atuais recomendações são para que, preferencialmente, as crianças sejam aleitadas por dois anos ou mais, dependendo das práticas culturais e disponibilidade materna. O final desse processo é denominado ablactação. É importante lembrar que as crianças terão a primeira dentição completa com 20 dentes somente ao final do segundo ano de vida. Entretanto, observa-se em questões formuladas pelos professores nas redes sociais ou palestras, que ainda há um estranhamento da equipe escolar relativo às crianças maiores de um ano continuarem sendo aleitadas pelas mães.

---

6. Do latim *protusus*, que significa impelir para a frente, empurrar, adiar. Que está mais à frente em relação à posição considerada normal.

7. A laringe dos recém-nascidos até mais ou menos três ou quatro meses é localizada entre a terceira e quarta vértebra cervical, enquanto no adulto situa-se entre a quarta e quinta. Essa localização permite que o neonato respire e degluta ao mesmo tempo.

A forma de oferecer os alimentos nessa fase exige que o professor conheça as particularidades do desenvolvimento fonoarticulatório dos bebês, conforme descrito no artigo que relata a experiência da Creche Carochinha da USP (Amaral *et al.*, 1996). As autoras ressaltam a importância da parceria das famílias nesse processo, uma vez que o bebê permanece durante a semana parte do dia no espaço educativo e parte em sua residência, fazendo refeições nos dois ambientes, um influenciando o outro.

A alimentação, em sua dimensão biológica, supre o organismo com energia e nutrientes para manter a integridade corporal. Entretanto, como em todas as atividades humanas, a alimentação é revestida de rituais e significados que constituem cada cultura. Assim, alimentar cada criança não significa apenas fornecer os nutrientes, mas vivenciar as práticas culturais que revestem esses momentos.

Pesquisa realizada por Hatawaki Karajá, no desenvolvimento do seu Trabalho de Conclusão do Curso de Graduação em Enfermagem na Universidade de Santo Amaro, evidenciou que os indígenas de sua etnia realizam uma celebração coletiva para autorizar a mãe a introduzir alimentos, além do leite do peito (Karajá, 2009).

O cuidado começa com a identificação das necessidades individuais

Os avanços da medicina na assistência e sobrevida de prematuros ou de crianças com malformações, que anteriormente morreriam, têm levado a uma demanda de bebês e crianças com necessidades diferenciadas às creches e escolas. Esse é um novo tempo, de estarmos preparados para acolher, educar e cuidar de crianças em diversas situações, com necessidades de cuidados diferenciados.

Além das necessidades especiais relativas a alergias ou intolerâncias alimentares, diabetes, ostomias, deficiências motoras, visuais, auditivas e outras, as famílias podem ter maior ou menor acesso aos serviços de saúde, ou aderência a eles, assim como um padrão de higiene diferenciado daquele que é considerado adequado pela professora.

Estudo etnográfico realizado em uma creche observou que há conflitos entre concepções manifestadas pelos pais e pelos profissionais da Educação Infantil sobre os cuidados das crianças que frequentam a instituição. Há uma dificuldade de integrar pontos de vista diversos para análise e resolução dos eventuais problemas que precisam ser identificados e superados, tendo em vista o direito ao crescimento e desenvolvimento saudável de todas as crianças. As crianças percebem estes conflitos e muitas vezes os explicitam tanto no contexto familiar como na escola, tentando "negociar" com os adultos responsáveis pelos seus cuidados (Maranhão, 2000b; 2021).

Do ponto de vista educacional, talvez estas diferenças não tenham impacto no projeto pedagógico, ou na aprendizagem das crianças, mas do ponto de vista do bem-estar e demandas de cuidado, elas exigem atitudes e procedimentos diversos, como casos de criança com bolsa de colostomia e outras malformações.

Em uma creche privada, durante a matrícula de uma bebê de seis meses, os profissionais foram informados de que ela tinha nascido com malformação digestória, sem ânus. Suas eliminações eram realizadas por um orifício no abdome, que foi construído cirurgicamente logo após seu nascimento, para que sobrevivesse. Ela estava aguardando outra cirurgia para reconstrução do intestino. Por enquanto, necessitaria de que os professores aprendessem como trocar a bolsa de colostomia e cuidar da pele no entorno. Aos poucos, os professores aprenderam com a enfermeira como lidar com o inusitado para eles, a interagir de forma espontânea e afetiva com a criança, embora no início a imagem do estoma ou orifício no abdome pudesse chocar quem nunca havia visualizado tal cena. Posteriormente, a criança fez a correção cirúrgica e gradativamente passou a ser cuidada de forma semelhante às demais. Alguns meses depois, fui informada em uma palestra em outra cidade de que os professores da pré-escola estavam com dificuldades de como lidar com um menino de quatro anos com colostomia. Nesse caso, a médica pediatra e a enfermeira da Unidade Básica de Saúde estavam ajudando-os na inserção da criança na pré-escola. Reitera-se, com esse caso, a importância da ação intersetorial.

Crianças que não querem comer

Quando as crianças recusam alimentos oferecidos pelos adultos, estes podem ter variadas reações: às vezes estranham, às vezes ficam impacientes. Todos em geral ficam inseguros — como agir diante da recusa? Esta é uma preocupação de muitos familiares e profissionais da educação.

As crianças aprendem muitas coisas durante a alimentação, entre outras coisas, os limites estabelecidos pelo adulto à sua independência. Muitas vezes, o que a criança está recusando não é bem o alimento, mas sim o limite à sua autonomia. Às vezes basta deixar de forçá-la a comer o que não quer, para que tudo volte ao normal. Para isso é preciso que o adulto confie que a criança sabe escolher a quantidade de que necessita para se nutrir, ainda que precise de orientação, oportunidade e exemplo para construir hábitos saudáveis de alimentação.

Em alguns períodos do processo de crescimento e desenvolvimento, desde o quarto e quinto meses de vida, quando começam a se interessar pelos objetos, os bebês podem parar de mamar para olhar e interagir com o adulto que os alimenta. Entre sete e oito meses, quando possuem maior capacidade de manipular objetos e começam a levar alimentos à boca, ou quando, por volta de um ano, quando começam a andar, eles manifestam um desejo de independência, de não ficar restritos à colher oferecida pelo adulto, ou restritos ao colo. Os adultos que os ajudam a alimentar-se devem evitar confrontos entre seu desejo e o da criança, fazendo das refeições um prazer e não um campo de batalha.

É importante observar se a recusa é eventual ou frequente, particular em relação a um tipo de alimento, preparações específicas, ou geral. Crianças em adaptação na creche ou escola podem estar inapetentes como reação à separação da mãe, dos irmãos e por estranhar o ambiente, os rituais e as preparações culinárias diferentes de sua casa.

O importante é acompanhar o seu processo de crescimento por meio do gráfico contido na Caderneta da Criança ou construído a partir dos dados anotados na receita prescrita pelo pediatra que a acompanha regularmente. Como está seu ritmo de crescimento? Tem adoecido? Perdido peso? Está pálido? Ou não estaria crescendo em estatura o suficiente para manter-se dentro da curva esperada para sua idade e dados de nascimento?

Para crianças que não adoecem com frequência e que não têm registro de ganho de peso ou estatura insuficiente para seu padrão, não se deve dar muita importância para eventuais recusas de refeição ou alimentos específicos. Crianças que nunca comem verduras e legumes em casa podem se interessar ao participar de oficinas de culinária, preparando saladas, por exemplo. Ou ao ajudar a plantar e colher em uma horta na escola.

Sugestão de leitura: "Alimentação: prazer ou campo de batalha?" Esse capítulo do livro *Ouvindo uma criança*, escrito pelo pediatra inglês T. Berry Brazelton, publicado em 1990 pela Editora Martins Fontes, aborda o problema da recusa alimentar pela criança.

Organizando as refeições nas instituições de Educação Infantil

As nutricionistas são profissionais que devem planejar a compra, recebimento, armazenamento, conservação, higienização, preparo e distribuição das refeições para os diversos grupos etários. Elas, junto a professores e coordenadores, podem planejar a melhor forma de organização do refeitório para que todas as crianças possam usufruir de momentos de convivência e prazer.

O número de refeições dependerá do número de horas de permanência dos diversos grupos etários na instituição educacional. Esses horários podem variar conforme os agrupamentos ou conforme a rotina de cada criança. Algumas podem fazer a primeira refeição em casa, outras podem não permanecer na escola até o momento da última refeição.

Alguns princípios e cuidados são importantes, tais como:

1) A partir de um ano de idade, as crianças já podem comer todos os alimentos servidos para as crianças maiores e que fazem parte da cultura local.
2) Crianças menores de dois anos precisam de locais mais tranquilos para comer, para evitar que se dispersem, assim como mais tempo para cada refeição.
3) Bebês que iniciam a alimentação complementar precisam de cadeirinhas seguras e com apoio para os pés.
4) As crianças precisam e gostam de tocar os alimentos com as mãos. Lembre-se de que as mãos são os primeiros talheres. Aos poucos, tendo a disponibilidade de talheres adequados ao seu tamanho e exemplos das outras crianças, professores e familiares, elas irão construindo as habilidades necessárias para usar colher, garfo, faca.
5) As crianças podem eventualmente derrubar algum alimento fora do prato ou no chão do refeitório. A equipe de limpeza precisa participar da formação com os professores para compreender essas características do serviço para a primeira infância.

6) As mesas do refeitório podem ser organizadas de forma que as crianças possam compor pequenos grupos, de acordo com suas afinidades.
7) Orientar as crianças a não desperdiçarem alimentos por meio de elaboração de intervenções específicas e projetos.
8) Os professores precisam ter bancos adequados ao seu tamanho para se sentarem próximos às crianças para compartilhar conversas, ajudá-las, orientá-las, evitando circular entre as mesas apenas como fiscais.
9) Uma refeição dura no mínimo 30 minutos. Calcule tempo suficiente para cada grupo, mas evite prolongar as refeições, com esperas entre os pratos, pois as crianças podem ficar inquietas.
10) A formação de hábitos saudáveis de alimentação depende do planejamento do cardápio pelas nutricionistas, com participação dos professores, apresentado previamente para as crianças e familiares.
11) Oficinas de culinária são atividades que as crianças e os familiares gostam, e contribuem para a educação alimentar.
12) As crianças às vezes precisam de ajuda para comer, e essa necessidade pode variar com a história pessoal, desenvolvimento e estado de saúde. Esteja atento e observe antes de intervir.
13) Oferecer diferentes oportunidades para que as crianças possam vivenciar as práticas culturais de alimentação: *self-service*; porções servidas à mesa; piqueniques; pequenos lanches individuais na sala; refeições servidas por outras crianças ou pelos profissionais da cozinha e professores.
14) Os rituais de preparo e oferta de refeições oportunizam a construção de conhecimentos de diversos campos de experiência:

- Cultivo de horta e herbário.
- Pesquisas e observação sobre cultivo, colheita, conservação de alimentos.

- Visitas em feiras, mercados, restaurantes e fábricas de alimentos.
- Pesquisas sobre comidas típicas nas diversas regiões do país e do mundo.
- Entrevistas com cozinheiras.
- Elaboração de livros de receitas com as crianças, trabalhadores da escola e familiares.
- Lanches com a participação de familiares e comunidade.
- Festas comemorativas com alimentos típicos: Festas Juninas ou da Colheita, Páscoa etc.
- Pesquisas sobre alimentação de animais.
- Participação na elaboração do cardápio.

> Uma cozinheira de creche estava preocupada pelo fato de observar que as crianças não aceitavam os alimentos que preparava com carinho. A partir da leitura do texto "Comida de alma", escrito pela nutricionista Elza Corsi, publicado na revista *Avisa Lá* (2001), a cozinheira propôs para a gestora: que tal se organizassem uma oficina de culinária com os pais? A oficina realizada na cozinha da instituição em um sábado, com inscrições prévias, foi um sucesso.

Hora de relaxar ou de dormir?

O sono humano é um estado comportamental complexo, cíclico, composto por cinco estágios ou fases que se alternam e se diferenciam, em termos fisiológicos, de acordo com o padrão das ondas cerebrais e a presença ou ausência de movimentos oculares rápidos, além de mudanças em outras variáveis, como o tônus muscular e o padrão cardiorrespiratório. As proporções de cada estágio variam conforme a faixa etária (Fernandes, 2006; Belisio, 2010; Rangel *et al.*, 2015).

A National Sleep Foundation (2006) afirma que a quantidade e o horário de sono se modificam ao longo do desenvolvimento da criança, dependendo da faixa etária e dos fatores intrínsecos associados.

Considerando que os serviços de Educação Infantil atendem desde lactentes de três, quatro, cinco, seis meses, até crianças de um, dois, três, quatro e cinco anos, em meio período ou integral, é necessário organizar uma rotina e ambiente que possam atender às necessidades específicas de cada criança. Ao mesmo tempo, a criança vai sendo inserida no modo de vida da instituição, no sentido de aprender gradativamente os rituais do grupo. Por outro lado, não se espera que tenha uma rotina rígida, até porque isso seria impossível e prejudicial em uma diversidade de idades, histórias de vida e de constituições psicofísicas.

O ciclo do sono é influenciado pelo organismo de cada criança, pela genética, pelo estado de saúde, pela qualidade de sua respiração, pelo desenvolvimento cerebral, assim como por costumes, rotina familiar, condições de habitação, que por sua vez é influenciada pelo clima e pela cultura de cada região e país. Há crianças que dormem no quarto separado dos pais, outras que dividem a cama ou quarto com irmãos, pais ou avós. Umas estão em aleitamento materno, outras tomam uma mamadeira no meio da noite, ou usam chupeta. Algumas têm hábito de dormir depois do almoço, mesmo antes de ser matriculada na creche, enquanto outras não. Os menores de um ano em geral dormem dois períodos, um de manhã e outro à tarde, mas isso também dependendo da idade, do desenvolvimento, do horário que chega à instituição e de que acorda pela manhã em sua residência. Assim, os professores precisam conhecer as crianças, e organizar o espaço e a rotina de forma mais livre, respeitando-se as demandas, sobretudo das crianças menores de três anos.

Alguns serviços de Educação Infantil organizam uma rotina em que se espera que todos durmam após o almoço. Esse horário às vezes é empregado para reunião de formação ou ajustamentos entre a coordenação e professores, ou se torna um tempo em que a equipe pode alternar-se para almoçar. Entretanto, não se pode impor o sono após o almoço para todas as crianças, afinal, como escreveu Henry Wallon (1979), se não fossem as normas culturais, as necessidades, hábitos de sono variariam mais entre os humanos.

Uma médica pediatra, mestre em saúde pública e com larga experiência em desenvolvimento psicossocial, relata que há muitas mães que procuram o serviço trazendo, entre outras queixas, narrativas que os professores reclamam que a criança é agitada, não dorme.

Sem dúvida é uma tarefa desafiadora para os professores, o coordenador pedagógico ou o diretor organizarem uma rotina que atenda a todos. Assim, uma conversa com os pais sobre hábitos de sono das crianças é fundamental para adequar uma rotina que considere o ritmo de cada um e, ao mesmo tempo, o contexto coletivo. Em pesquisas realizadas com crianças de creches em Portugal e no Brasil, observou-se que os padrões de sono são variáveis. Os professores poderiam planejar atividades relaxantes após o almoço, massagens, permitir manuseio de livros, o que auxilia as crianças a relaxar, sem ter a expectativa de que todas durmam.

Outro aspecto importante desse cuidado é a forma do arranjo da sala com os colchonetes, no caso dos maiores que não se utilizam mais dos berços. Esses são úteis para bebês menores de sete meses que ainda não se locomovem sozinhos, e ajudam-nos a ter um contorno que os conforta. O uso de colchonetes é uma boa estratégia para o repouso após o almoço para os maiores de oito meses, desde que alguns cuidados sejam lembrados:

1. Uso de colchonetes forrados com capa impermeável íntegra e com lençóis de uso individual, lavados todas as semanas ou sempre que estiverem sujos com secreções, fezes, urina, regurgitação. Durante surtos de conjuntivite, ou doenças de pele, eles precisam ser trocados com maior frequência.
2. Após o uso, deve-se evitar empilhar os colchonetes um sobre o outro, uma vez que a parte de baixo que foi colocada sobre o piso

ficará sobre o lençol limpo, mas nem sempre identificado para uso individualizado no dia seguinte. Se forem empilhados, mesmo sem lençol, precisam ser limpos previamente antes de colocar o lençol. Este deve ser guardado em armário com divisórias, ou retirado e dobrado após o uso, guardando-o em local separado, como um escaninho ou sacola individual.

3. Os berços e colchonetes, quando preparados para as crianças descansarem, devem ser mantidos separados por no mínimo 50 cm entre eles. Caso a sala não comporte, deve-se rever a proporção crianças e espaço conforme legislação. Menores de dois anos necessitam de 2,5 m^2 por criança, de acordo com a Portaria 321 (Brasil, 1988).
4. Manter as janelas abertas na sala, garantindo ventilação.
5. Se necessário, usar cobertores no caso de temperatura baixa.
6. Nunca posicionar bebês menores de um ano de barriga para baixo, sobretudo na fase em que ainda não desenvolveram a habilidade de rolar. Caso alguma criança tenha esse hábito, é preciso conversar com os pais sobre os riscos, conforme evidenciam pesquisas sobre Morte Súbita no Berço. Caso alguma criança somente durma nessa posição, é preciso acompanhar seu sono, mantendo-se próximo e observando sua respiração.
7. Nunca oferecer mamadeiras para as crianças deitadas.
8. Nunca deixar as crianças dormindo sozinhas sem supervisão.
9. Não coloque móbiles em altura que as crianças possam se enroscar.

Conforto e segurança nos cuidados com a higiene pessoal das crianças

A consciência das sensações corporais e o controle motor dos esfíncteres vesical e anal podem variar conforme o desenvolvimento integral da criança, ocorrendo em torno dos 18 e 24 meses. No passado era comum que as famílias desejassem ensinar à criança o uso do sanitário antes dessa idade, o que depois do acesso às fraldas descartáveis parece estar se modificando, adiando-se um pouco mais o início desse processo. Assim é possível que crianças até três anos de idade usem fraldas e necessitem ser trocadas, sem citar aquelas que, mesmo tendo mais idade, por uma necessidade especial podem precisar desse cuidado ao longo da vida. Para tanto, é preciso prever nos espaços de Educação Infantil um local confortável e seguro para realizar esse cuidado, tanto do ponto de vista do bem-estar da criança como da ergonomia do profissional que o realiza.

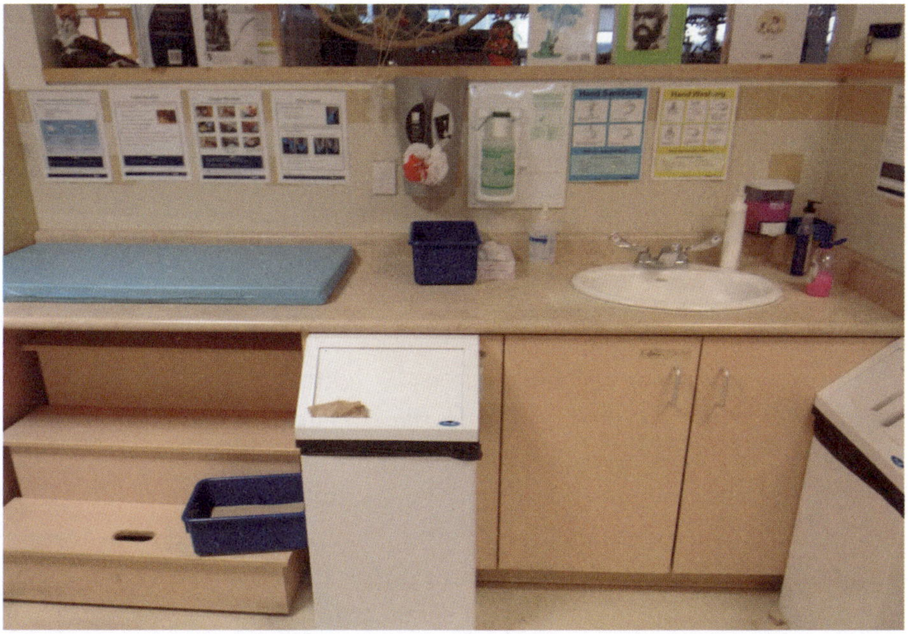

Foto de Damaris Gomes Maranhão, setembro de 2017, em creche da Universidade George Brown, em Toronto, Canadá. Autorizada pela direção.

As fraldas precisam ser trocadas mais ou menos a cada três ou quatro horas, dependendo do consumo de líquido, da idade, do número de evacuações diárias de cada criança, do tipo de fralda que ela usa. A quem cabe esse cuidado?

Se partirmos da concepção de que não se separam corpo e mente, e de que a criança, sobretudo menor de dois anos, não separa momentos de interagir, brincar, aprender, esse procedimento compete ao professor. Todavia, muitas escolas privadas ou de redes públicas atribuem essa tarefa aos trabalhadores da equipe escolar com menor qualificação e menores salários. Por que isso ocorre e parece "natural" para muitas pessoas, inclusive para os educadores, pais, gestores, profissionais de saúde?

O processo de trabalho humano ao longo da história tem sido dividido conforme o tipo de organização e objetivos: maior produção, menor custo, complexidade da tarefa e conhecimentos que requer da mão de obra. A princípio, trocar fraldas parece algo simples, aprendido pelas mulheres no ambiente doméstico, uma prática social que se aprende observando o outro realizá-la ou por tentativa e erro.

As atitudes e os procedimentos de cuidados no cotidiano das famílias são práticas sociais que na maioria das sociedades, senão em todas, compõem o que se chama de trabalho feminino, pois está associado à reprodução. Não cabe aqui aprofundar o debate sobre a divisão social do trabalho, questões de gênero, diferenças salariais entre processos de trabalhos considerados femininos ou masculinos. Mas é preciso apenas lembrar que esses conceitos estão por trás da premissa de que trocar fralda é simples, basta o senso comum, não precisa de formação, portanto se atribui a uma categoria com remuneração mais baixa, por economia. Mas estamos partindo do conceito de que, na primeira infância, não se separam cuidado e educação, e em nenhum lugar, podem-se separar corpo e mente, o que nos exige rever nossos preconceitos, sair do senso comum.

Como toda divisão econômica do trabalho está associada a um lugar social, também é considerado inferior. Quanto mais próximo do corpo e dos dejetos humanos, menos qualificado é o trabalho e sua remuneração, dependendo da sociedade (Hirata; Guimarães, 2012; Gonzalez-Mena; Eyer, 2014).

O conhecimento do professor sobre o desenvolvimento humano e sua relação com a aprendizagem possibilitam que ele não realize esse cuidado de forma mecânica, sobretudo com base no reconhecimento da capacidade de percepção, de expressão de sensações corpóreas, habilidades motoras e de linguagem potenciais que possibilitam a participação dos bebês desde que nascem em todos os momentos em que estão despertos. Esses fatos fundamentam a certeza de que não devemos delegar esse cuidado para uma pessoa com menor qualificação. Isso não quer dizer que uma pessoa leiga em educação, ou de outra profissão, não seja capaz de aprender como fazer uma correta higienização da região perianal e da genitália de meninos e meninas, ou de interagir afetivamente com o bebê, como os familiares podem fazê-lo em casa ou mesmo na creche quando presentes.

Entretanto, o que se está defendendo é que, sobretudo nesses momentos, o conhecimento de como um bebê interage se comunicando pela expressão facial e corporal é fundamental para a formação de atitudes que busquem a participação ativa da criança durante seus cuidados, ou respeite seu desejo de permanecer quieta, mais passiva, fruindo desse momento de interação pessoa-pessoa. São momentos especiais pelo significado que têm na construção da consciência corporal, base da consciência simbólica do Eu, na relação com o Outro, sobretudo por ser um momento individualizado em um contexto coletivo.

Dito isso, é importante, por outro lado, preparar esse professor para que cuide das crianças com competência profissional, o que não quer dizer de forma mecânica e sem afeto, pelo contrário, com saberes e fazeres do cuidado, como ciência e arte, permeados pela ética.

Embora a troca de fraldas seja um momento rico para a interação humana, é necessário aprender alguns procedimentos para garantir a segurança da criança e do professor. As técnicas desenvolvidas historicamente por enfermeiros, por serem profissionais especialistas no processo de cuidar do outro, são internalizadas pelo professor, que as aprende em uma sequência segura, organizada, que garante a limpeza suave e adequada de cada parte da região perianal. O procedimento adequado também considera a idade e o desenvolvimento da criança, assim como a importância de evitar contaminar a uretra ou vagina com resíduos de fezes, sobretudo nas meninas. Nos meninos, é importante limpar delicadamente o prepúcio e sob os testículos. Deve-se evitar espalhar fezes na superfície de troca, ou do restante do corpo ou roupa da criança e do próprio professor. Aprender alguns procedimentos básicos, tornando automático o ato motor, libera a atenção do professor para interagir com a criança, atento à sua participação e às habilidades potenciais que expressa no processo de ser cuidada (Wallon, 1995; Hevesi, 2004).

Em relação à formação do professor para cuidar das crianças, é preciso lembrar que para cuidar profissionalmente não basta a experiência prévia no contexto doméstico. É fundamental que sejam aprendidas as atitudes e os procedimentos necessários aos cuidados integrados à ação educativa, que precisam ser executados durante a formação, bem como constantemente revisados e supervisionados no processo de trabalho em cada escola. Mesmo que o professor tenha experiência em outra escola, é preciso revisar essa experiência, conferir se ela basta ou se precisa aprimorá-la com base nas recomendações tanto relativas às interações com as crianças, oportunizando sua participação no processo de cuidado pessoal, como relativas aos procedimentos mais seguros.

Em 2004, foram adaptados e publicados em capítulo de livro os procedimentos para troca de fraldas e banho recomendados pelo Center for Disease Control (Maranhão; Vico, 2004). Posteriormente, em outro texto, foi problematizada a necessidade ou não de o professor usar luvas de procedimentos durante a troca de fraldas, sobretudo quando a criança está suja de fezes (Oliveira *et al.*, 2012; 2019)[8].

As polêmicas existentes no meio de Educação Infantil giram em torno do fato de o professor considerar a luva de procedimento como um Equipamento de Proteção Individual (EPI) para ele, ou se ela seria necessária para evitar a contaminação da própria criança. O primeiro

8. Reeditado em 2019.

argumento diz respeito ao fato de que o professor tem direito de se proteger como trabalhador. Entretanto, proteger-se do quê? A contaminação com fezes humanas somente preocupa se inadvertidamente resíduos de fezes, invisíveis ou não, forem levados à boca, ao nariz ou às superfícies tocadas pelas crianças ou pelos adultos e dessas para os alimentos, brinquedos e outros objetos levados à boca. Isso é evitado pelo emprego de técnicas corretas de higiene da região perianal, da técnica correta de se retirar e enrolar a fralda contendo fezes ou urina, o que evita a contaminação da mão do professor ou do ambiente em torno. Por isso, também se contraindica qualquer manipulação da fralda para "jogar as fezes sólidas no vaso", como a família fazia em casa quando usava fraldas de tecido, antes de levá-las ao tanque. Caso o professor use luvas por alguma recomendação, como no caso de a criança apresentar resíduos de sangue nas fezes, geralmente em diarreias por infecção por bactérias, ele deverá saber exatamente o momento de vesti-las e de retirá-las.

Um aspecto importante é o professor saber que os micróbios ou ovos de parasitos contidos nas fezes não entram no corpo através da pele. Eles são um risco apenas se levados à boca ou à mucosa do olho, por exemplo, ou deglutidos junto a alimentos ou água. Assim, mesmo que tocasse as fezes, em uma eventual falha no procedimento,[9] basta lavar bem as mãos. As mãos dos bebês também devem ser lavadas não apenas pelo risco de terem se contaminado durante a troca, mas porque essa é uma oportunidade na rotina da creche para diminuir o número de micróbios transitórios em suas mãos e, portanto, o risco de contaminar brinquedos ou superfícies que toquem.

Há outro aspecto por trás das constantes demandas de luvas pelos professores para se protegerem durante as trocas de fraldas: uma emoção humana básica — o nojo. É comum que os humanos se sintam desconfortáveis ao lidar com secreções ou dejetos do corpo

---

9. A técnica de limpeza correta empregando-se o lamelo, que é o tecido usado na fabricação de lenços umedecidos, ou pedaços de algodão evita que haja contato direto da pele do profissional com as fezes.

de outro humano ou de outro animal. O nojo é uma emoção humana própria desse processo de reconhecimento de si em relação ao outro, de sua aparência, de suas secreções, cheiros, dejetos que reconhecemos serem familiares ou estranhos a nós.

Tornar-se profissional não é deixar de ser amoroso, de se ter empatia com a fragilidade ou dependência do outro para certos cuidados íntimos, mas aprender a conhecer e lidar com as próprias emoções, não as deixando comprometer a qualidade do cuidado oferecido ao outro humano. O bebê tem uma grande capacidade de perceber emoções na expressão facial, na tensão corporal do professor, no seu tom de voz. Assim, ele aprende a se relacionar com outros humanos, a se proteger, a participar ou recolher-se durante o processo que experiencia na própria pele, no próprio corpo e por meio do olhar e das expressões faciais, corporais e vocais dos professores.

Os professores precisam perceber, reconhecer e lidar com as próprias emoções durante os cuidados ou na interação com cada criança. Falar sobre essas emoções com o coordenador pedagógico ou com o enfermeiro que o forma para o cuidado ajuda a elaborá-las e a lidar com aquelas que parecem mais desconfortáveis, a ter consciência do porquê reage de determinada forma diante de uma criança ou de outra.

Durante sua formação, o profissional de saúde tem que aprender a lidar com suas emoções ao tocar, avaliar, cuidar e tratar do corpo do outro, sadio ou doente, limpo ou sujo, vivo ou morto (Cook, 1972). Diferentemente do pedagogo, esse processo formativo prepara-o para lidar emocionalmente com esses procedimentos que no início podem estranhar, temer, ter aversão. Isso pode parecer estranho ao professor tradicional, preparado no passado apenas para "ministrar aulas", ou seja, para "cuidar do cérebro". A educação infantil traz esse desafio para os professores, uma vez que ele deverá aprender a cuidar em contexto educativo de crianças em uma fase etária que é diferente daquela que no passado se denominava "escolar".

Outro aspecto importante é lidar com as questões relativas ao manuseio de regiões do corpo associadas diretamente à sexualidade.

Há manuais sobre cuidados em creches, publicados por municípios e disponíveis *on-line*, que estranhamente recomendam que bebês meninos sejam trocados ou banhados separados das meninas. Isso parece um equívoco, talvez gerado pelo temor de serem acusados de abuso infantil. Entretanto, novamente reiteramos, o professor é o profissional mais qualificado para realizar esses cuidados no contexto educacional, além de ser acompanhado e supervisionado pelo coordenador pedagógico e gestor da unidade. As famílias precisam ser informadas disso, pensar junto sobre qual seria a melhor forma de proteger as crianças, em qualquer contexto.

Se há dúvidas de mães, responsáveis ou coordenadores e gestores sobre professores do sexo masculino cuidar das meninas, há que se resgatar o fato de que algumas profissões sempre terão que tocar o corpo humano, independentemente do sexo, como médicos ou médicas ginecologistas, obstetras, pediatras, proctologistas, fisioterapeutas, enfermeiros, esteticistas, depiladores etc. E, na Educação Infantil, os professores.

Infraestrutura, atitudes e procedimentos para troca de fraldas em creches/escolas

- O trocador deve estar localizado próximo à fonte de água corrente com temperatura regulável para, se necessário, dar meio banho na criança, ou para umedecer o lamelo ou algodão. Também é fundamental que exista uma torneira próxima para lavar as mãos da criança e do professor imediatamente após a troca. O trocador deve ser separado das áreas onde estão dispostos os brinquedos e onde são oferecidos alimentos. A separação da área de brincadeiras poderá ser por meio de uma bancada mais alta, desde que não haja risco de respingos no local onde as crianças brincam.
- Há modelos de trocadores que são planejados para garantir a ergonomia dos professores que trocam várias crianças ao longo do dia, e a segurança e participação da criança. As escadas

embutidas no trocador podem ser puxadas para que a criança que já ande suba e desça com a ajuda do professor.

- O cesto para descarte da fralda suja deve estar próximo e bem vedado, evitando a evaporação de partículas contendo fezes e odores no ambiente. Esse recipiente deverá ser esvaziado e higienizado pela equipe de limpeza após o final de cada período em que ocorre a maioria das trocas.
- O trocador deverá ser confortável para a criança e forrado com material impermeável. Antes e após cada troca individual, a superfície do colchonete deverá ser desinfetada pelo professor, esfregando um papel toalha com álcool gel a 70%. O professor deverá esfregar o papel numa única direção, evitando circular e espalhar possíveis microrganismos pela superfície.
- Sempre preparar todo o material antes de posicionar a criança no trocador e nunca a deixar só, mesmo que por segundos.
- Lavar as mãos esfregando bem todas as superfícies, superior e inferior, entre os dedos, pulso, palmas das mãos, antes de posicionar a criança no trocador e após terminar o procedimento de troca.
- O professor deve sempre explicar à criança ao trazê-la para o trocador e, durante o processo de cuidado, observar e considerar as expressões, movimentos que evidenciam o interesse dela em participar.
- Limpar bem a pele da região perianal em um único sentido, de frente para trás, descartando o algodão ou o lenço umedecido adequadamente na lixeira anexa ao trocador. Evitar usá-lo mais de uma vez em outras partes da pele, ou circular em várias direções, para evitar espalhar dejetos e micróbios contidos neles.
- As meninas sempre deverão ser limpas de frente para trás, num único sentido, evitando levar fezes para a vagina e uretra. Os pequenos e grandes lábios devem ser bem limpos, evitando-se acúmulo de sujidade que pode causar a inflamação do tecido e sua aderência, causando o que se denomina de sinequia labial (uma cicatriz causada pela inflamação do tecido que fecha parcialmente os pequenos lábios).

- Os meninos precisam ter limpa a glande, região sob o prepúcio, sem puxá-lo em demasia. Ao limpar as fezes, lembre-se de que sob os testículos elas podem se acumular e, se não retiradas, causar irritação da pele.
- Em meninos com fimose fisiológica (até um ano de vida, os meninos têm o prepúcio parcialmente aderido, que com o crescimento vai se descolando) ou patológica (não solta com o crescimento, exige tratamento com cremes medicamentosos prescritos pelo médico ou correção cirúrgica), a limpeza deverá ser cuidadosa, sem forçar o prepúcio, sem fazer "exercícios", mesmo que os pais recomendem. Essas manobras não são mais indicadas pelo risco de causar pequenas rupturas e, em consequência, mais aderências.
- Cremes para tratamento de dermatites de fraldas devem ser prescritos pelo médico. A receita deverá ser atualizada e descrever o período de uso (uso por um número específico de dias ou uso contínuo). Algumas prescrições recomendam que se use a pomada por 10 ou 14 dias, mesmo quando as lesões desapareceram, como aquelas causadas por *Candida albicans*, o mesmo fungo que causa lesões na boca, conhecidas como "sapinho". Sempre seguir corretamente a prescrição. Registrar e arquivar a cópia da receita na ficha da criança.
- Não compartilhar pomadas ou cremes, pois são de uso individual e devem ser rotuladas com o nome da criança. Evitar usar pomadas vencidas, ou abertas há muito tempo, mesmo que a mãe ou responsável solicite. Conversar com eles sobre esses cuidados. Evitar tocar a pomada com os dedos para não a contaminar, usar uma espátula descartável ou gaze para espalhar a pomada delicadamente.
- Ao final, lavar bem as mãos do bebê, aproveitando a oportunidade de estar próximo à torneira. Isso diminui a quantidade de germes transitórios e que podem contaminar superfícies e brinquedos, outras crianças e alimentos.

- O professor, ao final do procedimento, após colocar a criança em local seguro, deverá lavar as próprias mãos, esfregando bem todas as superfícies.
- Caso o professor, ao abrir a fralda da criança, identifique que ela está com diarreia profusa, ou intensa, é possível que contenha estrias de sangue. Nesse momento deverá vestir as luvas e, após a limpeza dos resíduos, removê-las com a técnica correta, descartá-las no lixo. Para empregar a técnica correta, o professor deverá ser treinado previamente por um enfermeiro: como colocá-las e retirá-las evitando a contaminação de seus braços, de sua vestimenta, do trocador ou da criança.
- O professor deverá participar de treinamentos com enfermeiros[10] para realizar todos os procedimentos corretamente. Em unidades onde esse procedimento está correto e instituído, outro colega poderá treiná-lo, mas aconselha-se periodicamente avaliar se os procedimentos corretos estão sendo seguidos pela equipe.
- Caso haja um número maior do que dois casos de diarreia na semana, solicitar para o enfermeiro da Unidade Básica de Saúde avaliar se há falhas nos procedimentos na creche-pré-escola.

---

10. O gestor poderá solicitar esse treinamento ao enfermeiro da Unidade Básica de Saúde, e o argumento é que isso evitará surtos de diarreia ou de outras doenças causadas por enterovírus, parasitos ou bactérias contidas nas fezes, de transmissão fecal oral, como gastroenterite; doença mão, pé e boca; meningites virais; hepatite A.

Capítulo 5

O processo saúde-doença e cuidados preventivos na Educação Infantil

Os especialistas que formularam o conceito de Saúde para a Organização Mundial da Saúde em 1946 afirmaram que era um estado de completo bem-estar físico, social e mental. O problema é que este estado é subjetivo, dinâmico e percebido de acordo com o momento, o contexto cultural e a perspectiva de quem se percebe ou de quem avalia a saúde do outro.

Para o sanitarista italiano Giovani Berlinguer (1988; 1993), esta definição foi positiva, no sentido de integrar fenômenos psíquicos e sociais que eram e ainda são negligenciados no campo da formação e atuação dos profissionais de saúde. O aspecto negativo desta abrangência foi ampliar sem limites a formação e atuação dos profissionais e serviços de saúde, confundindo todo mal-estar mental e social com doenças. Corre-se o risco de "medicalizar", isto é, avaliar e tratar pela perspectiva biomédica a resolução de qualquer sinal de conflito nas relações humanas ou diferenças no comportamento, no desenvolvimento ou na aparência das pessoas.

Continuando este raciocínio, o autor escreve sobre o que seria o outro polo do processo — a doença —, embora alerte que "não tem a pretensão de esgotar a resposta", uma vez que há condições patológicas com impacto vital muito diverso, como exemplifica, *desde um resfriado até a esquizofrenia*. Para ele, a doença tem sido ao longo dos tempos e nas diversas sociedades representada ou percebida como sofrimento, diversidade, perigo, sinal, mas também como estímulo para a evolução, conhecimento, criatividade e transformação.

Após tratar de cada uma destas representações, o autor conclui que "a saúde" deveria ser uma conquista contínua e progressiva, no sentido de esforços individuais e coletivos para reduzir o sofrimento humano, evitar o estigma e a exclusão, distinguir o falso do verdadeiro perigo, perceber, identificar e interpretar o sinal para construir conhecimentos, promover a solidariedade e transformar os modos de vida e práticas sociais deletérias.

Pode-se partir do pressuposto de que a doença ou um acidente que resulte em um trauma ou morte é parte do processo vital, e que para evitá-lo ou diminuir seus danos, as diferentes culturas vêm desenvolvendo e aperfeiçoando, ao longo dos anos, cuidados e tratamentos.

Um mesmo ambiente natural que propicia a vida poderia causar doenças, sofrimento humano e morte devido aos desequilíbrios resultantes tanto da competição entre as diversas espécies em determinados biomas como das interações humanas com o meio físico e social. Mas o conhecimento e a tecnologia produzidos no processo cultural possibilitariam romper com a seleção natural. Com base nessa representação, os "especialistas em saúde" teriam o papel de responder a esta fatalidade, seja realizando rituais de cura conforme a explicação causal sobre a doença ou infortúnio, seja produzindo conhecimentos e serviços para serem consumidos pelos "doentes". A saúde seria então uma espécie de mercadoria adquirida nos serviços sanitários e por meio dos profissionais de saúde.

Segundo Lefevre e Lefevre (2004, p. 32), uma das características do campo da saúde pública tradicional, em relação a concepções e modelos que orientam atualmente a promoção da saúde, "diz respeito aos pressupostos relativos à doença, subjacentes a cada uma destas perspectivas".

Concomitantemente aos progressos da medicina para o diagnóstico e tratamento das doenças, profissionais de saúde têm ao longo dos anos buscado a prevenção delas. Ao usarmos o termo prevenção, significa prevenir uma doença, um acidente, um desconforto específico, ou um grupo deles. Um exemplo de prevenção seria o exame Papanicolau, que objetiva identificar se há infecções ou lesões malignas no colo do útero, que possam ser identificadas precocemente e tratadas antes de se alastrarem ou complicarem. Outra forma de prevenção das doenças infecciosas seriam as vacinas, a higiene de mãos, dos dentes, dos alimentos, o tratamento da água, entre outros.

Antes de continuarmos, é preciso lembrar que o estado de saúde integral e total todo o tempo é utópico, ou seja, todos os segundos nosso corpo está em constante trabalho para equilibrar aquilo que interfere no seu funcionamento e pode agredir a integridade física e psíquica. Mas podemos promover a saúde por meio de modos e estilos de vida que resultem em maior bem-estar, em qualidade de vida, mesmo quando nascemos com uma deficiência, envelhecemos ou somos portadores de uma doença crônica, como asma. Por outro lado, a qualidade de vida contribui para o crescimento e o desenvolvimento saudável, compreendendo este último como um processo que se inicia no útero e termina com a morte.

Em 1920, Winslow já empregava o conceito de *promoção da saúde* e, em 1946, Henry Sigerist a compreendia como tarefa da medicina que, além das ações curativas, deveria educar para a saúde, enquanto caberia ao Estado garantir políticas públicas para melhoria das condições de vida. Em 1965, define-se a promoção da saúde como um conjunto de ações preventivas, mas o termo prevenção ainda está relacionado a uma patologia que se pretende prevenir, ou seja, ainda focado em doenças específicas.

Os pesquisadores e militantes do campo da saúde vêm tentando romper com a representação de doença como fatalidade para percebê-la como um sinal que exige reflexão sobre os modos e estilos de vida socioculturais que determinam os processos mórbidos ou doenças, sobretudo em determinados grupos sociais ou etários. "Romper com esta visão implica, em linhas mais amplas, relacionar-se com a natureza de modo não predatório ou antiecológico; reformar as cidades e o modo de produção urbano e rural, e rever o modo de relacionamento do homem consigo mesmo e com seus semelhantes"

(Lefevre; Lefevre, 2004, p. 24). Embora os autores reconheçam que esta tarefa é gigantesca, eles propõem o seu desmembramento em tarefas exequíveis, assumidas por todos os setores, sob liderança ou iniciativa do setor saúde.

O conceito atual de promoção da saúde vem sendo gestado desde 1974, quando ao final de um evento no Canadá se redigiu um documento, o relatório Lalonde, no qual se definiram os quatro polos estruturantes do campo da saúde: a biologia, a organização dos serviços de saúde, o ambiente e os estilos de vida. Em 1978, em outro evento na extinta União Soviética, a saúde foi considerada um direito a ser atendido pela cooperação e por diversos setores da sociedade. Em 1984, também no Canadá, foram definidos cinco princípios da promoção da saúde:

1. Envolve toda a população no contexto de vida diário, em vez de focar as pessoas em risco em serem acometidas por uma doença específica.
2. É dirigida para a ação sobre os determinantes sociais, econômicos, culturais, políticos e ambiental da saúde.
3. Combina métodos de abordagem diversos e complementares.
4. Objetiva a participação concreta dos cidadãos.
5. É uma atividade do campo social e da saúde e não somente um serviço de saúde.

Na prática é um processo de capacitação de um grupo ou comunidade para atuar na melhoria de sua qualidade de vida e saúde, por meio de ações de *empoderamento* para que as pessoas exerçam controle sobre os determinantes da saúde, melhorando e fortalecendo habilidades e capacidades pessoais, grupos e comunidades; da *equidade*, que reconhece as diferenças para que haja igualdade no direito à saúde; da construção da *consciência sanitária*, que envolve todos os atores participantes na reflexão sobre o papel de cada um e da sociedade na gênese e na resolução dos problemas de saúde; e da *inclusão social*, que prioriza grupos que estejam mais vulneráveis ou excluídos do sistema de saúde.

Para Berlinguer (1993), a promoção da saúde se faz por meio da reflexão sobre as múltiplas informações que se recebe sobre saúde todos os dias, e sobre as escolhas individuais e coletivas e seu impacto sobre as condições de saúde de todos. Entendemos que cabe aos professores também esse papel de ajudar as pessoas a aprenderem a analisar criticamente uma informação, com base na lógica e na avaliação da qualidade das diversas fontes de informação e se há conflitos de interesse.

Estratégias básicas para se promover a saúde

- *interdisciplinaridade*: ações de saúde que estão além da atuação específica de médicos, enfermeiros e outros terapeutas da área;
- *intersetorialidade*: construção compartilhada de saberes e ações;
- *mobilização das parcerias*: avaliar a eficácia das ações e a sustentabilidade dos projetos;
- *avaliação*: envolve todos os participantes.

Os professores têm um papel fundamental na promoção da saúde, pois educam e cuidam das crianças em contextos educativos, ensinam por meio da organização da rotina, do acolhimento diário, das refeições que compartilham, e de todas as suas atitudes e procedimentos relativos aos cuidados pessoais, dos outros e do ambiente, que são observados pelas crianças.

Entre os princípios da promoção da saúde, a intersetorialidade é um deles. A dificuldade está em sua real operacionalização, tanto da perspectiva do setor educação, como do setor saúde. Vários documentos publicados pelo Ministério da Educação e da Saúde recomendam a parceria entre serviços e profissionais de educação e serviços e profissionais do setor saúde.

A grande dificuldade pode ser explicada pela nossa incompetência de perceber e lidar com os fenômenos complexos, conforme escreveu Houzel (2014). A percepção humana, como outras funções intelectuais superiores, tem sido construída em um processo histórico e sociocultural a partir de diversas perspectivas que constituem as "disciplinas" e "especialidades". Mas para perceber e considerar integralmente diversos fenômenos, é preciso observar de outros pontos de vista para possibilitar uma nova percepção. A síntese sobre o conhecimento dos objetos complexos pode ser elaborada em dois níveis: uma síntese paradigmática no âmbito de cada campo científico; e uma síntese transdisciplinar construída na prática transitiva dos agentes científicos particulares (Almeida Filho, 1997).

O profissional de saúde que acompanha a criança no seu consultório, na Unidade Básica de Saúde, ou no Hospital, percebe o processo de crescimento e desenvolvimento a partir das informações familiares somadas à observação e à avaliação da criança naquele momento, orientado pelas ciências da saúde. Na escola, o professor interage todos os dias com as crianças, observando-as a partir da perspectiva construída nas ciências da educação que orientam o processo de aprendizagens. Teoricamente, avançou-se quando o Ministério da Saúde propôs a Agenda de Compromisso com a Saúde da Criança, na qual está manifesta a intenção de integrar os dois setores. Em 2007, o Ministério retomou o Programa de Saúde na Escola (PSE), mas inicialmente sem considerar os bebês e as crianças menores de três anos, propondo ações voltadas para os chamados "escolares" e seus problemas de saúde ou riscos de agravos prevalentes na faixa etária. A partir de 2015, inicia-se a ação do PSE para menores de seis anos, mas o que se observou foi a duplicidade de ação ao focarem as ações dos profissionais de saúde das UBS no controle biométrico realizado na creche. Entretanto, este controle já está previsto no processo de acompanhamento da criança pelo pediatra, que deve registrá-lo na Caderneta da Criança que, conforme já citado, se tornou um documento intersetorial.

Entretanto há outros desafios, pois pesquisas anteriores à revisão deste documento evidenciaram que os dados de controle biométrico e avaliação do desenvolvimento nem sempre eram registrados pelos profissionais de saúde da Atenção Básica, exceto aqueles relativos ao período neonatal na Maternidade e ao Calendário Vacinal. O acesso dos profissionais de Educação Infantil a estas informações poderia ajudá-los a planejar os cuidados com as crianças em parceria com os familiares. Por outro lado, os profissionais de saúde que acompanham as crianças dependem de informações dos profissionais de educação sobre eventuais alterações no crescimento e desenvolvimento, processos de adoecimentos frequentes etc. Nem sempre os profissionais de saúde que assistem a criança e a família têm acesso às observações dos professores. É preciso investigar e compartilhar boas experiências para aprender a construir um olhar transdisciplinar e intersetorial para as crianças e suas famílias. Olhares de perspectivas diferentes, mas complementares, não divergentes.

O ambiente familiar e o das instituições educacionais se complementam, e a mediação dos profissionais de educação, em parceria com os que atuam nos serviços de saúde, pode contribuir para refletir com os envolvidos sobre as capacidades das crianças e sobre as intervenções mais adequadas para promover o desenvolvimento e superar dificuldades. Com base na teoria de desenvolvimento de Bronfenbrenner (2002, p. 167),

> O potencial desenvolvimental da participação de múltiplos ambientes varia diretamente com a facilidade e extensão da comunicação de duas vias entre esses ambientes [...] a inclusão da família na rede de comunicação possibilita o desenvolvimento da criança tanto na família quanto na escola, que é facilitado pela existência de canais abertos de comunicação em ambas as direções.

A Organização Mundial da Saúde e os países signatários das Metas da Cúpula Mundial a Favor da Infância reafirmam a importância de os profissionais de saúde não se restringirem às ações de redução da morbidade e mortalidade e contribuírem com as famílias e serviços educacionais na orientação e provimento de ambientes favoráveis ao desenvolvimento integral da criança. Na concepção desta política pública e em outros estudos, a criança é reconhecida como ser ativo no próprio desenvolvimento, concebido como um processo pluridimensional resultante da integração das dimensões biológicas, psicossociais e culturais por meio da interação com o meio físico e social (Ojeda, 1997/1999; Rezende; Beteli; Santos, 2005; Oliveira, 2011).

Sonia de um ano e meio frequentava um Centro de Educação Infantil há mais ou menos seis meses. Durante as atividades de estágio de um grupo de estudantes de graduação de Enfermagem de Universidade que mantinha parceria com o CEI, observou-se que ela tinha alguns sinais indicativos de problemas de desenvolvimento da linguagem e motor. Ao realizar o exame físico, a enfermeira observou que ela tinha um desvio da rima bucal (a boca puxava para um lado) e uma claudicação (mancava) discreta à esquerda, associada a uma medida de perímetro cefálico (circunferência da cabeça) inferior ao esperado para sua idade, indicativo de microcefalia. A mãe, ao ser entrevistada pela enfermeira, informou que Sonia tinha sido acompanhada pelo pediatra da Unidade Básica de Saúde que, quando ela tinha 10 meses, havia identificado o problema, encaminhando-a para avaliação do neuropediatra. Entretanto, ela foi desaconselhada pela avó materna, que a convenceu que o avô também tinha a "cabeça pequena", ou seja, negavam o problema e o relacionavam a uma característica familiar. Orientou-se a mãe novamente da importância de ela comparecer à consulta com o neuropediatra. Ela foi, mas voltou dizendo que não gostou do médico, ou seja, os pais continuavam negando o problema. Essa atitude de negação é comum entre algumas famílias como estratégia psicológica de lidar com um fato que não conseguem elaborar. Com tolerância e apoio da equipe da creche, aos poucos a família procurou ajuda especializada, o que resultou em melhora do desenvolvimento da linguagem e motor.

Partindo destes pressupostos, estabeleceu-se uma parceria entre os professores, coordenador pedagógico e gestor de um Centro de Educação Infantil e alunos e docente do curso de graduação de Enfermagem da Universidade de Santo Amaro (Unisa), para acompanhar e promover o crescimento e desenvolvimento saudável das crianças. Um dos produtos desse trabalho conjunto resultou no Trabalho de

Conclusão de Curso (Russo, 2009), que foi apresentado no 12º Simpósio da Associação Brasileira de Enfermagem (Maranhão; Russo, 2010). Foram identificados e analisados 14 prontuários de crianças que na época da avaliação, na perspectiva dos professores e/ou familiares, apresentaram alguma dificuldade no processo de desenvolvimento, representando 9,3% do total de crianças, todas com mais de seis meses de frequência no serviço educacional.

Percepções sobre o desenvolvimento da motricidade

Estudos sobre a análise das oportunidades do ambiente doméstico para brincadeiras ou locomoção das crianças apontaram para a importância da creche para o desenvolvimento motor. Outros estudos evidenciam como as crenças e percepções dos pais e professores influenciam a interação e oportunidades de desenvolvimento para a criança (Nobre *et al.*, 2009; Bahia; Magalhães; Pontes, 2011).

Das 14 crianças com alguma dificuldade no processo de desenvolvimento, quatro relacionavam-se à motricidade. A escolha do caso de uma menina para análise neste texto se deu pela sua peculiaridade e, ao mesmo tempo, em alguns aspectos, pela similaridade com os outros excluídos desta publicação. A peculiaridade se refere ao fato de ela ser uma criança com uma situação social diferenciada das demais, que lhe possibilitaria melhores oportunidades de desenvolvimento, e a similaridade pelo uso em contexto domiciliar de um "andador", objeto frequentemente usado pelos familiares para "ajudar" o processo de aquisição da postura e locomoção ereta.

M.O.B. começou a frequentar a creche com seis meses de idade. Até esta idade era cuidada pela mãe no ambiente familiar estável composto pelos pais e o irmão mais velho, sem fatores de risco para o desenvolvimento, segundo os critérios do Ministério da Saúde. Após o período de adaptação, os educadores solicitaram uma avaliação do seu desenvolvimento, pois consideravam que seu comportamento motor era diferente do observado em outras crianças. Ela não conseguia sair sozinha da posição sentada para se locomover até onde desejava, chorava e esticava os braços para cima solicitando ajuda. "*Eu me lembro que em casa ela ficava no andador e que tinha muita dificuldade para andar, ficava com as pernas meio abertinhas, chegamos até a pensar que ela teria algum problema mesmo, mas com o tempo ela foi melhorando*" (Educadora 1).

Na época da primeira avaliação, a mãe informou para a docente de Enfermagem que a médica pediatra que acompanhava a criança estava preocupada com este "atraso", e se M.O.B. não evoluísse, iria encaminhá-la à fisioterapeuta. Foi aconselhada pela docente a evitar o uso do andador e providenciar um local em casa, seguro e ao mesmo tempo desafiador, para que ela gradativamente desenvolvesse as habilidades de sentar-se com apoio das mãos, ficar em quatro apoios, rastejar, apoiar-se para ficar em pé e abaixar-se quando desejasse. Da mesma forma, os educadores foram aconselhados a evitar atender sempre à solicitação de M.O.B. para ser transportada no colo e incentivá-la a locomover-se com autonomia.

Atualmente, com cinco anos e dez meses, M.O.B. frequenta a pré-escola e segundo a mãe "*está se desenvolvendo muito bem*", o que corresponde ao observado pelos professores e docente de Enfermagem na última avaliação realizada na creche. Embora M.O.B. não fosse portadora de uma patologia do desenvolvimento, as educadoras perceberam uma dificuldade motora e, junto aos estudantes, docente de Enfermagem e família, refletiram sobre as intervenções no ambiente para promover o desenvolvimento motor. Apesar de M.O.B. ser acompanhada regularmente pela pediatra, observa-se neste e em outros casos que não existia interlocução entre a médica da criança e os profissionais da creche, mesmo quando estes últimos solicitam um parecer, dificultando ações conjuntas.

A percepção do educador pode ser diferente da percepção materna, no sentido de reconhecer alguma peculiaridade do desenvolvimento da criança que requer um cuidado ou ação educativa específica. A mãe, ao negar ou não perceber uma peculiaridade do desenvolvimento do filho, mesmo quando percebida pelo pediatra, se não tiver orientações de como adequar o ambiente, pode adotar ações que o comprometem ainda mais, como o emprego de um andador. Por outro lado, o médico da criança observa-a apenas no consultório e nem sempre procura informações da creche, dificultando a parceria.

Percepções sobre o desenvolvimento psicoafetivo

G.D. entrou na creche aos sete meses, antes era cuidado pela mãe, que desde a gravidez não teve apoio do pai da criança e só reconheceu a paternidade após realizar exame de DNA, por insistência da mãe, conforme ela relata. A mãe continua residindo com o filho no domicílio da família de origem, com o pai, a irmã e os sobrinhos.

A mãe relata que na adolescência apresentou problemas psicoafetivos e foi encaminhada para um serviço de psicoterapia, mas abandonou o tratamento. Na época, seus pais, avós de G.D., bebiam e brigavam muito. Ela engravidou do namorado nesse período e se sentia muito sozinha, sobretudo porque, logo após o parto, sua mãe faleceu. A seguir, sua irmã, tia de G.D., residente no mesmo domicílio, foi vítima de um acidente que a deixou temporariamente imobilizada e com traqueostomia. A mãe relata que G.D. temia o contato com a tia, tanto pelo seu comportamento, às vezes agressivo, como pelos sons estranhos que emitia ao tentar se comunicar com os familiares, devido à traqueostomia. Ela conta que antes de ele vir para a creche *"[...] era muito manhoso, muito apegado comigo. Para mim foi muito difícil, eu me sentia sozinha, era tudo eu... Ele usava um andador, mas não adiantou... Sentou-se com um ano e começou a andar com um ano e cinco meses..."* (depois que começou frequentar a creche).

Quando questionada sobre desenvolvimento de G.D. após frequentar a creche, a mãe responde: *"Quando ele não está perto de mim melhorou, mas quando tá perto, continua a mesma coisa"*. Quando solicitada para que esclarecesse sua resposta, ela diz: *"Quando está perto de mim ele não obedece, faz pirraça, e quando está longe, é quieto e bonzinho"*. Ela relata que o avô percebe e comenta que a criança reage diferentemente na presença materna, o que confirma a teoria de que a criança guia o seu comportamento conforme o ambiente e as relações que estabelece com as pessoas que cuidam dela.

Solicitando que ela nos conte o que pensa desse comportamento diferente na sua presença, ela diz: "*Acho que ele se sente seguro comigo*". Embora esse comportamento possa ser interpretado como normal, pois a criança confia mais na pessoa que cuida regularmente dela, quando a mesma pergunta é feita à educadora, ela relata: "*Nossa! Ele teve muita dificuldade. Ele chegou aqui... uma criança assim, logo de cara a gente pensava: esta criança tem algum problema! A gente notava que era uma criança diferente, ele só ficava bem numa cadeirinha de balanço que a gente tem no berçário. Ali era o aconchego dele, para você ter uma ideia, a gente não conseguia fazê-lo dormir, nem no berço nem no colo, só na cadeirinha de balanço. Porque a maioria das crianças, quando você não consegue que adormeçam no berço, no colo a maioria dorme, ele não. Era uma criança que no colo ele ficava aflito, se sentia incomodado e chorava o tempo inteiro. Ele só ficava na cadeirinha onde ele mesmo se balançava com o pé*" (Educadora 2).

Confirmou-se na observação de G.D. realizada pela docente e estudantes de Enfermagem, no contexto da sala onde são realizadas as atividades do seu grupo etário, ou na interação com outros grupos no parque da creche, que ele brinca com outras crianças, mas tem dificuldades de interagir com os adultos, desvia o olhar e expressa, na face e no olhar, medo e tristeza. Raramente ri, apenas esboça um sorriso ocasionalmente nas brincadeiras com as outras crianças. Tem baixa estatura em relação ao peso. Foi encaminhado para avaliação e tratamento no Centro de Referência Nutricional da Universidade Federal de São Paulo, mas a mãe abandonou o tratamento porque, segundo ela: "*os exames nunca davam nada*". Isto pode significar que não foram encontrados problemas orgânicos, mas não houve retorno do serviço aos profissionais da creche nem ao docente de Enfermagem que o encaminhou. A educadora continua a relatar: "*Até ontem eu estava falando com a colega, que é a educadora dele este ano, e ela disse que parece que ele tem um problema com adulto. Com as outras crianças ele até troca informações e conversa, mas com adultos não. Você pergunta as coisas para ele, e ele não responde, apenas balança a cabeça*" (Educadora 2).

Seu comportamento, analisado à luz das teorias sobre o impacto dos vínculos iniciais sobre o desenvolvimento psicossocial, pode resultar de problemas que ocorreram na fase de construção da confiança básica *versus* desconfiança básica, no primeiro ano de vida. A primeira relação social é estabelecida com a pessoa que cuida regularmente da criança. Quando o bebê vivencia de forma positiva essas experiências e quando a mãe confirma suas expectativas ou esperanças, constrói-se a Confiança Básica, e a criança tem a percepção de que o ambiente e as pessoas são confiáveis. Do contrário, constroem-se sentimentos de Desconfiança Básica, em que a criança percebe que o ambiente não corresponde às suas necessidades. Neste caso, a criança não fica desconfiada somente em relação aos provedores externos, mas também em relação a si própria. Assim, inicialmente ela se tornará desconfiada e mais tarde poderá se comportar ou se sentir menos entusiasmada e menos persistente (Verissimo, 2002; Brum; Schermann, 2004).

No caso de G.D., observa-se um comportamento que tanto pode ser analisado como decorrente desta primeira fase, como da seguinte, que Erikson classifica como fase de aquisição da Autonomia *versus* Vergonha e Dúvida. Considerando o histórico de G.D., é possível concordar com pesquisas contemporâneas que apontam que a classificação do desenvolvimento em etapas pode não corresponder ao processo de desenvolvimento de cada criança, com suas peculiaridades associadas aos diversos contextos ambientais onde vivem. A reflexão sobre as dificuldades de G.D. com os educadores e com sua mãe, associada às vivências na creche que oportuniza espaço, cuidados, brincadeiras e interações com outras crianças e outros adultos, além da melhora do ambiente familiar relatada pela mãe, tem contribuído para promover o seu desenvolvimento motor e social. Entretanto, pela peculiaridade do seu histórico, requer avaliação especializada que foi proposta para a mãe na última avaliação de enfermagem, antes de ser transferido para a pré-escola pública por ter completado quatro anos de idade. A educadora relata que ele continuou muito acanhado, mas já se expressava melhor e respondia às questões propostas pela professora, embora em tom de voz mais baixo que o das demais crianças. De acordo com a percepção dos autores deste artigo e dos profissionais da creche, a melhora no seu processo de desenvolvimento é atribuída à convivência e a atividades na creche associadas ao fortalecimento e à independência materna. Este caso assemelha-se a outro descrito em pesquisa já publicada, cuja mãe se referiu à creche como "pai", no sentido de esta instituição compartilhar com ela o cuidado e educação do filho (Sarti; Maranhão, 2010). Por outro lado, a creche necessita, além da parceria com a família, do apoio de serviços para promover o crescimento e desenvolvimento saudável, neste trabalho representado pela parceria com o serviço de saúde prestado pela universidade.

Percepções sobre o desenvolvimento da linguagem

G.M.R. começou a frequentar a creche com um ano e um mês. Antes de conseguir a vaga, era cuidado por uma tia adolescente que também cuidava de sua irmã mais nova, pois a mãe de G.M.R. trabalhava o dia todo. No momento da pesquisa residia com a mãe, tios, avós, com o irmão mais velho e com a irmã mais nova. Os pais são separados há dois anos. O pai não reside com o filho, mas solicitou a vaga na creche, mantém interação frequente com os educadores e demonstra "maior interesse na criança", segundo relato da equipe. Os educadores relatam que o pai critica as práticas de cuidados maternos: o horário de dormir, a oferta de alimentos, o acesso aos programas de televisão considerados por ele inadequados, evidenciando-se conflitos de difícil resolução entre os familiares.

Na percepção da auxiliar de enfermagem e educadores da creche, a mãe negligencia o cuidado da criança, ao contrário do pai, que é afetivo e cuidadoso. Durante o período de adaptação de G.M.R., observaram que a criança chorava ao se separar do pai, ao contrário de quando era trazido pela mãe. Após alguns meses de frequência à creche, as educadoras perceberam que G.M.R. não falava nem interagia com as outras crianças e com os adultos. Solicitaram uma avaliação para o docente e graduandos de Enfermagem com a queixa: "*Ele é uma criança que não brinca com as outras*". Durante a avaliação, a criança não olhava nem interagia com o examinador. As habilidades de linguagem esperadas para a idade estavam ausentes em todas as observações e no teste de Denver II. Na entrevista, esta mãe, semelhante à parte das entrevistadas, não reconhece as dificuldades do filho: "*Ele sempre foi esperto, ele mesmo falava as palavrinhas dele, começou a andar sozinho, é independente, nunca teve dificuldade pra nada*". Quando questionada quanto ao comportamento dele na creche, ela responde: "*Em casa ele fala bem, mas fora ele não fala nada, ele é meio difícil com as crianças*".

Embora a criança possa se comunicar melhor em casa do que na creche, ela revela em sua resposta uma percepção diferente sobre as dificuldades observadas pelos educadores, estudantes e docente de Enfermagem: "*Como ele sempre foi independente, fica difícil saber se a creche ajudou, mas tenho outro filho que percebo que ajudou muito, ele tinha essa dificuldade de falar com as pessoas, aí acho que a creche ajudou, hoje ele é mais espontâneo*".

De acordo com as pesquisas sobre o desenvolvimento da linguagem, em uma perspectiva teórica interacionista, observa-se que ela se desenvolve quando a criança interage desde seu nascimento com "o outro", que dá significado às suas ações e reações. Aqui, o principal cuidador não ocupa só o lugar do que fala, mas também deve ser alguém que o escute, para que o bebê apareça se definindo como sujeito na linguagem. Ao nascer, o bebê vive um estado de indiferenciação com o mundo e se comunica pelo olhar, pelo choro e pela tonicidade muscular, respondendo às suas necessidades internas (dor, frio, fome, desconforto) e aos cuidados que recebe. Se a mãe, ou a pessoa que cuida, responde e nomeia as expressões do lactente e suas ações, vai ajudando a criança a construir conhecimentos sobre suas sensações corporais, e sobre as formas de expressão e comunicação daquela cultura. Se desde o início da comunicação com o recém-nascido ocorrem problemas na identificação das necessidades expressas por ele, podem ocorrer alterações no processo de aquisição das habilidades para a linguagem, assim como nas expressões dos afetos. Pesquisas evidenciam a influência da percepção materna ou de outros cuidadores sobre a capacidade comunicativa das crianças, com impacto nas trocas interativas que possibilitam o desenvolvimento da linguagem (Aquino; Salomão, 2011).

A reflexão com a família e com outras pessoas que compartilham cuidados e educação das crianças é fundamental para ajudá-las a observar e confiar na própria percepção das necessidades de cada bebê, melhorando a comunicação entre ambos. Quando há problemas, "o tratamento" não pode ficar limitado às terapias específicas ou apenas a uma "orientação" verbal aos pais e educadores. Há necessidade de fazê-los refletir sobre as situações reais de interação com a criança com o objetivo de ajustar a sintonia entre eles.

A partir da percepção das educadoras, complementada pela avaliação e reflexão com o profissional de saúde, que inclui a escuta e sensibilização da família, que pode ter percepções diferentes das educadoras, pode-se promover o desenvolvimento da criança antes que haja um atraso real. Trabalha-se assim com o objetivo de promoção de saúde e prevenção de danos, não apenas com a recuperação. Nesse sentido, a creche é um espaço que pode contribuir com a identificação de riscos potenciais e reais de desenvolvimento infantil, e ajudar as famílias a refletirem sobre as atitudes de cuidado e educação infantil no contexto doméstico, complementares àquelas previstas na instituição educativa.

Casos semelhantes a estes, nos quais se percebem divergências quanto ao comportamento da criança em casa e na creche, demandam um tempo de observação mais prolongado, a abordagem diferenciada da criança e sua família, no sentido de ajudá-las a superar possíveis dificuldades, ao mesmo tempo que se constrói uma relação de confiança com a família, para que se compartilhem cuidados e educação infantil.

Percepções sobre possibilidades do desenvolvimento de crianças com alterações globais ou patologias

Quando os pais e educadores têm dificuldade para identificar problemas ou buscar ajuda, uma avaliação atenta e contextualizada do desenvolvimento da criança, sem rótulos que a estigmatizem junto aos educadores e à própria família, é fundamental para encaminhamento, diagnóstico, tratamento especializado e intervenções ambientais.

J.P.A.S. começou a frequentar a creche com quatro anos. Até os dois anos foi amamentado e cuidado pela mãe. Reside com os pais e irmãos de oito e 16 anos. A família tem condições de vida e escolaridade superiores às da maioria da população usuária da creche. Desde o primeiro dia que chegou à creche, as educadoras perceberam que ele apresentava dificuldades na interação com as outras crianças e com os adultos, mais acentuadas do que já haviam constatado com as outras crianças de sua faixa etária. Mesmo com o passar do tempo e o acolhimento das educadoras, ele continuava com dificuldade para interagir com os colegas e professores. Mordia as crianças que se aproximavam, evitava o contato visual, apresentava dificuldade de concentração para realizar atividades e brincadeiras, era dependente das educadoras para lavar as mãos, beber água e extremamente seletivo com os alimentos. Em relação à linguagem, expressava-se por meio de sílabas desconexas e preferia atividades solitárias, como montar quebra-cabeças. Ficava muito nervoso e solicitava que lavassem suas mãos quando estavam sujas de terra, massinha, tinta. Um médico levantou a hipótese de hiperatividade, e o pediatra que o acompanhava há algum tempo solicitou um eletrocardiograma e tomografia, que resultaram normais.

Na primeira avaliação de enfermagem, feita com dois meses de frequência à creche, ele não realizou nenhuma atividade proposta no Teste de Triagem de Desenvolvimento de Denver II. Na entrevista inicial com a mãe, ela expressou sua dificuldade de percebê-lo como um menino e não mais um bebê, transportando-o aos quatro anos de idade em um carrinho para lactentes. Nunca percebeu que ele não mantinha com ela e com outras pessoas contato visual, o que já era indicativo de problemas na interação de ambos. Na entrevista com o enfermeiro, buscou-se acolhê-la e, ao mesmo tempo, sensibilizá-la para a importância de encaminhá-lo para uma avaliação especializada. Ela aceitou o encaminhamento ao Centro de Referência da Infância e Adolescência da Universidade Federal de São Paulo (CRIA), que o acolheu em processo terapêutico multidisciplinar.

Após oito meses de frequência à creche e ao CRIA, foi realizada nova avaliação de enfermagem, observando-se sensível melhora no comportamento de J.P.A.S. Ele já bebia água, lavava as mãos, vestia-se sozinho e segurava na mão do colega no trajeto ao parque externo. Parou de agredir as crianças que se aproximavam dele, começou a falar as sílabas parcialmente e se mostrava mais expressivo. Sempre que constatava a presença da docente de Enfermagem, ele procurava contato corporal, abraçando-a, mas em postura peculiar, sempre de costas, evitando manter o contato visual ou frontal.

No início de 2010, J.P.A.S. foi transferido para a Escola Municipal de Educação Infantil, com a qual a Universidade também mantém contato, e cuja assistente de direção informou que ele continua sendo assistido no CRIA com diagnóstico de distúrbio do desenvolvimento de espectro autista. A mãe agradeceu à equipe da creche, à docente e aos alunos de Enfermagem por meio de uma carta, na qual expressou a importância da atenção e cuidados relativos ao processo de desenvolvimento do seu filho.

As mães e familiares de crianças muito comprometidas podem desenvolver uma atitude superprotetora que dificulta a aquisição de habilidades potenciais da criança. A inclusão dessas crianças no sistema regular de ensino oportuniza outras experiências que contribuem para o desenvolvimento integral.

G.H.R.S. é portador de Síndrome de Melanose Neurocutânea, rara e caracterizada pelo desenvolvimento de nevos melanocíticos congênitos e neoplasias melanocíticas benignas ou malignas do sistema nervoso central (Jung *et al.*, 1998). Começou a frequentar a creche com três anos por indicação do fisioterapeuta. Antes disso, era cuidado pela mãe, com quem mora, juntamente ao pai e à avó paterna.

Segundo a mãe, antes de entrar na creche, a criança era muito dependente em todas as atividades que realizava. Não caminhava, fazia uso de fraldas, não conseguia lavar as mãos, nem realizar outros cuidados pessoais. Após algum tempo de convivência com outras crianças e educadores na creche, G.H.R.S. adquiriu habilidades que o tornaram pouco a pouco mais independente. A mãe percebe que as mudanças ambientais favoreceram esta evolução: "*Com todo conjunto, a creche, ele fazendo fisioterapia e eu ajudando muito, não pegando ele no colo, hoje ele anda normalmente, ele tá falando melhor as letras ou sílabas. Ele sabe o que é lousa, giz, apagador. A gente diz: 'Vai lá pegar', e ele vai e pega. Então eu acho que é da creche. Comer também, ele não comia sozinho, e aprendeu na creche. A convivência também, antes era só a gente em casa, eu, meu marido e minha sogra, quando ele via outra criança ele chorava, gritava, ele não gostava de outras crianças de jeito nenhum, agora ele brinca normal. Acho que a creche ajudou ele assim... uns 70%, ele hoje parece uma pessoa normal*".

As educadoras também relataram progressos significativos: "*Assim que ele chegou, ele era parado, quieto, não se relacionava com as outras pessoas, ele tinha um vínculo muito forte com a mãe, então foi muito difícil a adaptação, durou assim, posso dizer... uns meses, mas a mãe foi muito disponível... No começo foi um pouco difícil. Agora ele é uma criança mais comunicativa, interage com crianças de todas as idades, desde o bebê até o maior, com outras pessoas também, até pessoas que ele nunca viu, e antes ele chorava*". Ao relatar sobre o processo de desenvolvimento, a professora percebe avanços: "*A coordenação motora, andar e pegar as coisas, a fala, nesses três últimos meses, deu um salto, ele desenvolveu bastante*". É importante ressaltar que ela se refere a uma criança que, aos três anos, quando iniciou sua frequência à creche, apenas balbuciava algumas silabas que eram compreendidas somente pela mãe e avó. Gradativamente, embora com muita dificuldade e com a ajuda da terapia com a fonoaudióloga, dos educadores e das outras crianças, conseguiu comunicar-se melhor.

A parceria com a universidade e com os serviços de saúde contribuiu para os educadores compreenderem a patologia, as possíveis limitações, e as possibilidades e os cuidados especiais para as diversas crianças.

Capítulo 6

Prevenção e controle das doenças transmissíveis prevalentes em crianças*

As doenças infecciosas, ou seja, causadas por vírus, bactérias, fungos e parasitas são comuns na infância. A interação com adultos e crianças, no grupo familiar, na comunidade e na escola, em uma fase do crescimento e desenvolvimento em que a criança ainda está desenvolvendo seu sistema imunológico, associada ao desenvolvimento real de ainda não perceber riscos e de proteger-se, pode aumentar o risco de transmissão de alguns agentes de infecções prevalentes na primeira infância. A criança levará alguns meses e anos para aprender a espirrar empregando a etiqueta respiratória; limpar-se após defecar, higienizar corretamente as mãos; não tocar a comida do prato do amigo com as mãos; evitar manipular ou levar à boca um objeto que o outro contaminou com secreção nasal etc.

O risco de disseminação de infecções no ambiente de Educação Infantil pode variar com a característica da população atendida, se é da área urbana ou rural, se a família tem ou não acesso ao saneamento

* Agradeço a leitura crítica deste texto pela médica pediatra e infectologista Maria Aparecida Gadiani Ferrarini, Professora Doutora de Infectologia Pediátrica da Universidade Federal de São Paulo (Unifesp).

básico, se as crianças estão imunizadas conforme faixa etária e calendário nacional, se são ou não aleitadas exclusivamente. Pode variar também com o país, estado, cidade e tempo histórico, uma vez que os micro-organismos sofrem mutações, adaptam-se às condições ambientais, tentando sobreviver às estratégias humanas para controlá-los.

A emergência da pandemia causada por um novo vírus, o SARS-CoV-2, que causa a Síndrome Respiratória Grave (covid-19), evidenciou para toda sociedade, sobretudo para o setor educacional, a importância do conhecimento sobre medidas protetivas de acordo com as vias de entrada e saída de um patógeno no corpo humano, que são nomeadas "mecanismo ou vias de transmissão". Antes da emergência desse novo vírus que revolucionou o mundo, as doenças respiratórias virais causadas por rinovírus, adenovírus, sincicial respiratório, metapneumovírus, influenza, que, como a covid-19, são transmitidas por vias respiratórias, já eram uma das principais causas de adoecimento, internação e morte de crianças menores de seis anos, usuárias ou não de creches e pré-escolas.

Um outro aspecto que pode aumentar ou diminuir o risco de adoecimento de crianças usuárias de serviços de educação infantil é a qualidade dos cuidados articulados à ação educativa. Estudo realizado em creches de Campinas (SP) apontou que o cuidado mais efetivo na prevenção de disseminação de doenças respiratórias entre as crianças desde bebês é evitar o confinamento, o que significa, além de propiciar um ambiente bem arejado, alternar brincadeiras e interações em ambientes externos, ou seja, permanecer menos tempo em ambientes fechados (Barros *et al.*, 1999). Também é fundamental a higiene das mãos e de superfícies que se tornam um dos principais veículos de disseminação de vírus, bactérias, fungos, parasitas para outras pessoas. Estudos realizados em creches americanas evidenciaram que ovos de *Giardia lamblia* e *Cryptosporidium* estão presentes em mãos de crianças, educadores, pias, torneiras, brinquedos e superfícies de mesas (Cody; Sttonek; O'Leary, 1994).

Um texto que pode suscitar uma boa reflexão entre familiares e profissionais de educação é de autoria do médico e escritor Drauzio Varella.[11] A maior incidência de infecções respiratórias nos meses de inverno é explicada simplesmente pela tendência à aglomeração em lugares com janelas e portas fechadas para proteger do frio. Não há relação entre vento e gripe. Outro texto é "Pés descalços na Educação Infantil?" (Coimbra; Tangerino),[12] no qual uma enfermeira e uma pedagoga refletem sobre esse mito relativo ao contato da sola dos pés no piso e os resfriados. A própria origem do termo "resfriado", ou "cold" em inglês, remete a essa analogia, mas é preciso considerar que a ciência evolui e reviu os conceitos de doença de origem miasmática, ou seja, causada pelos maus ares ou pela mudança de temperatura. Sem dúvida, algumas pessoas podem ser alérgicas e manifestar rinite, tosse pela mudança brusca da temperatura do ar. Além das doenças que afetam a criança e são transmitidas por via respiratória, existem outras que são causadas por micróbios e parasitos que preferem outras vias de entrada no corpo humano. Existem quatro vias principais pelas quais os vírus, bactérias, parasitos, fungos, dependendo de suas características, são transmitidos de uma pessoa doente ou portadora assintomática para outra pessoa suscetível: via respiratória, via fecal-oral, via sexual e sanguínea, via contato corporal direto com a pele da pessoa infectada ou pelo uso comum de roupas e objetos de uso pessoal, como lençóis, pentes, bonés, escova de dentes, buchas. Ou seja, a via de entrada e saída do micro-organismos do corpo da pessoa depende do tipo de doença.

Assim, ao aprofundar o conhecimento sobre as diferentes doenças e seus mecanismos de transmissão, o professor poderá adotar

11. Disponível em: https://drauziovarella.uol.com.br/drauzio/artigos/olhe-esse-vento-nas-costas-menino-artigo/.

12. Disponível em: https://www.google.com/Coletanea-avisa-là-que-aqui-tem-muita-coisa-sobre-crianca-e-natureza.

medidas de precauções padronizadas para evitá-las, seja no âmbito familiar, seja na escola, assim como ensiná-las a seus alunos. Para compreender a importância da higiene das mãos das crianças desde bebês, dos familiares, dos professores e de outros profissionais que atuam na Educação Infantil, é preciso lembrar de que estas atitudes e procedimentos são aprendidos pelas crianças com a observação dos adultos, imitação, repetição dos movimentos, pensamento e linguagem. Outro texto escrito pelo médico Drauzio Varella alerta-nos sobre a importância da recomendação: "Lavai as mãos!".[13]

Os professores e gestores de Educação Infantil podem considerar que o mais importante seria afastar a criança infectada do convívio escolar, mas nem sempre é possível identificar pela observação quem está clinicamente doente e quem, embora pareça saudável, possa estar infectado e transmitindo vírus, bactérias, fungos ou parasitos para as outras crianças e adultos suscetíveis com quem interage. Esse é o maior desafio. Por isso, reitera-se a importância das Precauções Padrão ou Universais, ações preventivas que devem sempre ser empregadas no processo de cuidado, considerando as diferentes vias de transmissão das doenças prevalentes, independentemente de saber quem poderia estar infectado por um agente infeccioso.

Algumas pessoas podem ser assintomáticas, outras podem estar em período de incubação, ou seja, ser pré-sintomáticas, não manifestando em seu corpo ou no comportamento os sinais e sintomas que permitem ao familiar ou educador a suspeita, o consequente encaminhamento ao médico para investigação diagnóstica e a prescrição de afastamento temporário, se for o caso. Compreender os conceitos de portador assintomático, incubação, fase e os diferentes mecanismos de transmissibilidade é o primeiro passo.

Portadores assintomáticos são pessoas que foram infectadas e transmitem os agentes da doença, mas não manifestam sinais e sintomas

13. Disponível em: https://drauziovarella.uol.com.br/drauzio/artigos/lavai-as-maos-artigo/.

clássicos que permitem o diagnóstico. Por exemplo, para cada criança infectada e transmitindo a hepatite A (transmitida pelas fezes), pode haver cinco crianças assintomáticas que continuam interagindo com as outras por não serem identificadas e afastadas temporariamente. O mesmo pode ocorrer com outras doenças, como influenza, vírus sincicial respiratório (transmitidos por via respiratória), HIV, hepatite B, C (transmitidas pelo sangue e contato sexual), entre outras. Para melhor compreender esse conceito, relatamos a história de uma cozinheira.

Mary, adolescente irlandesa de 13 anos que emigrou sozinha para os Estados Unidos em 1883, embora tenha contraído febre tifoide, conseguiu, em seu organismo, deter os efeitos nocivos da bactéria *Salmonella typhi*, que causa a doença, mas ela continuou sendo capaz de transmitir a bactéria às outras pessoas, ainda que estivesse aparentemente saudável. Como não detinha grandes qualificações profissionais, trabalhou como empregada doméstica nas vizinhanças de Nova York, exercendo a função de cozinheira entre 1900 e 1907, período em que contaminou dezenas de pessoas, com um caso fatal, inclusive. As autoridades sanitárias americanas, ao diagnosticarem o seu caso, de acordo com as práticas da época, isolaram-na em hospital por três anos e alertaram-na para que não voltasse a manipular alimentos. Entretanto, em 1915 voltou a cozinhar, reiniciando a difusão da doença. Por conta disso, Mary foi confinada numa "quarentena" que durou o resto de sua vida e passou a ser reconhecida como "Maria Tifoide". Faleceu aos 69 anos, vítima de pneumonia. A autópsia revelou que ela continuava sendo potencial irradiadora da febre tifoide. À época, a atitude do poder público e da sociedade em relação a Mary foi tida por alguns indivíduos como uma manifestação do preconceito contra os imigrantes, especialmente os irlandeses. O autor da resenha alerta para ações de controle e prevenção de doenças como a aids, que também podem ser associadas a preconceitos e segregação social (Coimbra Jr., 1998).

Na cidade de São Paulo, na década de 1990, vários casos de febre tifoide foram diagnosticados entre a população de bairro de alta renda, associados posteriormente ao consumo de alimentos em uma festa. Ao investigarem o ocorrido, identificaram que na padaria onde compraram parte dos alimentos havia um sobrinho do cozinheiro que era portador assintomático de Salmonella. Embora o estabelecimento realizasse exames de controle periódico nos manipuladores de alimentos, conforme a legislação determina, o menino de origem de outro estado começou a frequentar a padaria sem realizar esses exames e teve acesso à cozinha, o que resultou na contaminação de alimentos.

Na véspera da Páscoa de 2022, foram interditadas fábricas de chocolates na Europa devido a um surto causado pela bactéria *Salmonella typhi*, ainda não totalmente esclarecido. A Salmonella é uma bactéria que causa a chamada "intoxicação alimentar", pois é transmitida sobretudo por alimentos crus, malcozidos e contaminados por fezes de portadores às vezes assintomáticos que manipulam alimentos. Quando há sintomas, os principais são dor abdominal, vômitos e diarreia que surge após 12 até 36 horas depois da ingestão dos alimentos contaminados. Os principais são ovos, carnes, leite não pasteurizado.

Ao conhecer os mecanismos de transmissão das doenças, os professores podem prevenir novos casos, ou seja, surtos. A via de transmissão de vírus, bactérias, fungos e parasitas depende das características desses agentes infecciosos, ou seja, de como adentram o corpo humano e depois de infectá-lo e se reproduzirem, são eliminados e podem contaminar outras pessoas, continuando o ciclo de disseminação em uma determinada população.

As Doenças Respiratórias, que comprometem o trajeto do ar que entra rico em oxigênio e depois é exalado rico em gás carbônico, podem afetar o nariz (rinite), faringe (faringite), laringe (laringite), amígdalas (amigdalite), traqueia (traqueíte), brônquios (bronquite, broncopneumonia), bronquíolos (bronquiolite), a pleura (película que reveste os pulmões externamente e quando inflamada é denominada pleurite) e o tecido ou parênquima, ou seja, os pulmões (pneumonia). Como há uma comunicação da nasofaringe com os ouvidos e com os seios da face, podem-se também ter otites e sinusites, também classificadas como doenças respiratórias. Entretanto, as crianças desenvolvem apenas no final do primeiro ano todos os seios da face conforme esta cresce. Por isso, as sinusites são diagnosticadas mais em crianças maiores.

As otites são mais comuns devido às características da inclinação da tuba auditiva da criança, que é mais retificada do que a do adulto. Por isso, para evitá-las é muito importante que nunca se ofereçam mamadeiras para as crianças deitadas. Os professores precisam aconselhar os pais nesse sentido, evitando a mamadeira noturna, tanto para prevenir otites, como aspiração e cárie "de mamadeira".[14]

O nariz, os ouvidos, a faringe e os seios da face são considerados vias aéreas superiores (porque estão em cima). A laringe, a traqueia, os brônquios e os pulmões são considerados vias aéreas inferiores (porque estão embaixo). As doenças que acometem vias áreas superiores são menos graves que aquelas que evoluem para as vias aéreas inferiores. A maioria é causada por infecções virais, muitas delas evoluindo bem para cura espontânea, dependendo do estado nutricional e geral de saúde da criança. Entretanto, uma infecção viral pode se complicar com infecções bacterianas, por isso requerem tratamentos específicos.

Como já foi explicado, as crianças, sobretudo as menores de três anos, estão desenvolvendo seu sistema imunológico, e isso às vezes coincide com o início do desmame, com a introdução de fórmulas lácteas (que nem sempre são necessárias, mas é uma prática comum) e com a interação com outras pessoas. Além disso, alguns mitos e mesmo rotinas mal planejadas contribuem para que na creche as crianças fiquem confinadas em ambientes mal ventilados, por receio

14. Causada pelo contato contínuo dos dentes durante a noite com os resíduos do leite, rico em lactose, mesmo quando não adoçado, o que difere no leite materno pela sua capacidade protetora.

ou dificuldades operacionais de levá-las para interagir e brincar na área externa.

A arquitetura da escola de Educação Infantil é um aspecto importante para manter a saúde e o bem-estar das crianças, além de possibilitar diversas brincadeiras, interações, exploração dos diversos ambientes. A adequação de metros quadrados suficientes por crianças, sobretudo bebês, que demandam no mínimo 2,5 m^2 de área interna para cada menor de dois anos, é um aspecto importante para promover o desenvolvimento motor, as brincadeiras e interações, assim como para reduzir o risco de transmissão de doenças. A proporção recomendada em documentos educacionais, de 1,5 m^2 por criança, é para as maiores de dois anos.

A estrutura arquitetônica deverá prever também que os ambientes para os bebês sejam localizados em salas com aberturas para as áreas externas, facilitando o transporte daqueles que ainda não andam para os jardins, áreas externas, pátios, para que tanto possam se beneficiar do sol, como da melhor ventilação. Além de diminuir a transmissão de aerossóis e gotículas contendo vírus, bactérias, ácaros, esses espaços possibilitam o desenvolvimento visual, auditivo, motor, por oportunizar às crianças outras experiências visuais, auditivas e motoras.

Os programas de promoção ao aleitamento materno continuado protegem as crianças das doenças respiratórias mais graves, por o leite ser rico em anticorpos do tipo A. Quanto mais cedo se introduzem fórmulas lácteas, mais risco de desencadear precocemente alergias provocadas pela proteína de outra espécie contida nos produtos lácteos. Não confundir alergia à proteína do leite com intolerância à lactose, pois são causas e consequências diferentes para a saúde da criança. A intolerância à lactose afeta apenas o sistema digestivo pela dificuldade de digerir o açúcar do leite, ou seja, pela falta de lactase. A alergia à proteína do leite é uma reação à proteína contida no leite de outra espécie e pode causar alergias respiratórias, exantemas, problemas intestinais, entre outras reações.

O controle regular da imunização das crianças, o incentivo às famílias para que vacinem anualmente os maiores de seis meses, prevenindo a influenza sazonal, mantendo o esquema nacional de imunização atualizado conforme idade da criança e contexto epidemiológico, contribuem para evitar pneumonias, sarampo, varicela, rubéola, difteria, coqueluche e outras doenças que afetam outros sistemas, como as infecções do sistema digestório e neurológico. Os professores podem aprender a ler este portador de texto para orientar os familiares e mesmo crianças que já aprenderam a ler.[15]

A transmissão por via respiratória também é a forma de contágio de vírus e bactérias que causam as Doenças Exantemáticas, ou seja, as que iniciam com febre, coriza, garganta inflamada, tosse, mas depois evoluem com máculas, pápulas, vesículas, ou seja, manchas ou erupções na pele. São consideradas doenças exantemáticas a rubéola, o sarampo, a varicela, a escarlatina, a roséola. Mesmo com lesões na pele, a transmissão das doenças exantemáticas não ocorre pelo contato pele a pele, mas por via respiratória e pela inalação de vírus contidos em vesículas na fase aguda da varicela (catapora é o nome popular).

Há doenças que atingem a pele, mucosas e anexos, como as micoses (entre as mais frequentes na faixa etária de menores de dois anos, as dermatites de fralda e as estomatites por *Candida albicans* ou "sapinho"), o impetigo, a escabiose (sarna humana) e a pediculose (piolho), que são transmitidas pelo contato direto com a pele, anexos (cabelos) ou mucosas contendo os micro-organismos. Nesse caso, é possível a transmissão indireta, pelo que se denomina como fômites,[16] por meio de uso de roupas, pentes, escovas, pomadas contaminadas, lençóis, fronhas, toalhas. O colchão sem cobertura impermeável pode ser um foco de ácaros que podem manter o agente da escabiose no ambiente, além de causar reações alérgicas em suscetíveis. As fanta-

---

15. Imunização em Discussão. Disponível em: https://www.youtube.com/watch?v=IBxk--ijd8U.

16. Objetos inanimados que transportam micro-organismos patogênicos podendo, assim, servir como fonte de infecção. Os micro-organismos sobrevivem tipicamente em fômites por minutos ou horas. Os fômites mais comuns incluem VESTUÁRIO, tecido de papel, escova de cabelos e UTENSÍLIOS DE ALIMENTAÇÃO e CULINÁRIA. Disponível em: https://decs.bvsalud.org/ths/resource/?id=51233.

sias, toalhas, lençóis, bonés de uso comum podem ser uma causa da disseminação entre as crianças.

Alguns micro-organismos são transmitidos apenas pelo contato com sangue ou sexual. Os objetos que podem ser contaminados com sangue são alicates para retirar cutículas, seringas, agulhas, instrumentos cirúrgicos usados em tatuagens ou cirurgias. Nesse grupo incluem-se as hepatites B, C e E; HIV; sífilis; gonorreia; infecções por *Chlamydia trachomatis*. Os acidentes com sangramento, as epistaxes (sangramento nasal), as diarreias e/ou vômitos contendo estrias de sangue requerem procedimentos usando-se luvas. Entretanto, tão importante como a proteção das luvas é a técnica de vesti-las, retirá-las e descartá-las. A equipe de limpeza também precisa de treinamento e supervisão para emprego de técnicas adequadas para desinfecção do ambiente e das roupas contaminadas. Evitar o compartilhamento de escovas de dentes por crianças com lesões abertas na boca é uma das precauções padrão para a proteção das crianças.

Algumas doenças são transmitidas pela via fecal-oral, como o rotavírus, o norovírus, o adenovírus e outras que causam infecções gastrointestinais; o coxsackie, que pode causar vários sinais e sintomas como conjuntivite, síndrome mão-pé-boca, herpangina. A meningite viral também é transmitida pelo contato com mãos ou objetos contaminados com fezes do portador. O poliovírus, causador da paralisia infantil, a hepatite A e as parasitoses, como ascaridíase, giardíase (*Giardia lamblia*), oxiúros, também são transmitidos pela via fecal-oral.

A transmissão fecal-oral significa que estes vírus, bactérias e parasitos são eliminados nas fezes da pessoa infectada. Ou seja, o contágio pode ocorrer por via direta ou indireta, por meio de veículos como mãos, água, objetos ou alimentos contaminados contendo os micróbios, que continuam seu ciclo entrando pela boca, que é a porta de entrada do sistema digestivo da outra pessoa. Os professores que cuidam das crianças e as educam, ensinando-as a limpar a região perianal após o uso do sanitário, ou trocando suas fraldas, necessitam conhecer e empregar as Precauções Padrão para evitar a disseminação para as suas mãos, superfícies, roupas, objetos ou alimentos manipulados posteriormente. A higiene das mãos após o uso do sanitário é fundamental para evitar contaminar a roupa, o ambiente, o alimento ou outra pessoa.

Crianças ou adultos que vomitam com intensidade podem disseminar micro-organismos por meio de aerossóis contaminados que flutuam no ambiente, e podem ser aspirados e deglutidos. Fraldas contendo fezes, algodão, lencinhos, papel higiênico usados na limpeza da região perianal, manipulados ou descartados de forma inadequada, assim como o jato direto de água do chuveirinho nas fezes eliminadas pela criança, podem espalhar micróbios no trocador e ambiente.

Gastroenterites, diarreia e vômitos

A diarreia não é uma doença, mas o nome que se dá a uma alteração na consistência e frequência na eliminação das fezes, conforme o perfil da pessoa. Assim, por exemplo, os lactentes alimentados exclusivamente com leite materno eliminam várias vezes ao dia fezes semilíquidas, mas isso não significa que estejam com diarreia. É preciso conhecer o padrão considerado normal para cada idade e tipo de alimentação de cada criança que está sob os cuidados do professor na creche/pré-escola, para que ele possa identificar se ela está ou não com a sua função de eliminação alterada. **Esse é o primeiro ponto ao qual o professor precisa estar atento.** Ele precisa saber que "a diarreia é um sintoma que resulta de alterações no sistema corporal que digere, absorve e secreta os alimentos" (Lammert; Wilson; Wilson, 2014, p. 739). A diarreia pode ser aguda, persistente ou crônica, e essa classificação se faz por meio da observação do tempo de duração da eliminação de fezes amolecidas com ou sem presença de estrias de sangue, muco, restos de alimentos.

A **diarreia aguda,** que é umas das principais causas de adoecimento das crianças menores de cinco anos, sobretudo em países em desenvolvimento, é definida como **um aumento súbito** na frequência e alteração da consistência das fezes, e que é autolimitado em 14 dias.

A **diarreia persistente** é aquela que dura mais de 14 dias, e a **diarreia crônica** aquela que dura mais de um mês.

A diarreia aguda geralmente é causada por uma agente infeccioso, como vírus ou bactérias. Esse tipo de diarreia é autolimitado, quer dizer, "sara sozinha", sem medicação, desde que evitemos que a criança se desidrate. Os líquidos corporais eliminados por meio da diarreia ou vômito são compostos por água e diversos sais, que regulam o funcionamento de todos os órgãos. A desidratação causada pela perda desses líquidos e sais, por meio da diarreia ou vômitos, é um quadro grave que pode levar à morte.

Quando a criança apresenta vômito, a chance de se desidratar pode ser maior, porque nem sempre conseguimos hidratá-la via oral. O vômito contínuo pode desidratar a criança em pouco tempo. Dependendo da idade e peso da criança, um ou dois episódios de vômito ou de diarreia intensa podem desidratá-la. Assim, o importante sempre é repor os líquidos imediatamente e procurar ajuda médica urgente caso o vômito não cesse. Todos os cuidados devem ser dirigidos prioritariamente para manter a hidratação da criança com sintomas de diarreia e/ou vômito, e ao mesmo tempo evitar a contaminação de outras crianças e do ambiente.

A diarreia aguda pode ou não estar acompanhada de outros sintomas, como o vômito, a febre, a cólica abdominal, as estrias de sangue nas fezes e a sensação de tenesmo, que é uma forte vontade de evacuar, mas sem eliminação de fezes. O tenesmo está presente, às vezes, nas formas graves de diarreia aguda causada por bactérias, como Salmonella e Shigella. As estrias de sangue nem sempre são de cor vermelho-vivo, mas podem ser pontos escurecidos devido à digestão do sangue eliminado internamente — um indicador de diarreia bacteriana ou de alergia ao leite de vaca. A diarreia com sangue é denominada **disenteria**. As disenterias são mais graves e geralmente a criança desidrata, necessitando de hospitalização.

A febre indica também uma reação do organismo ao agente infeccioso que está causando a diarreia e o vômito, portanto, indica diarreia infecciosa. Entretanto, nem toda diarreia infecciosa manifesta-se acompanhada de febre, conforme podemos verificar nos quadros sobre principais agentes virais, bacterianos e parasitas.

A conjunção desses sintomas, que podem se alternar ou anteceder um tipo de sintoma predominante ou concomitante, pode ser diagnosticada pelo médico como **gastroenterite**. Isso significa que há uma inflamação do sistema digestório que inclui, entre outros órgãos, o estômago e o intestino. Assim, uma criança encaminhada ao médico com vômito, ou com diarreia, ou com ambos, com ou sem febre, pode retornar com a hipótese diagnóstica de gastroenterite. Também é comum que o médico escreva virose, como uma forma de reconhecer a causa viral dos sintomas. A frequência da criança à unidade de Educação Infantil vai depender do seu estado geral e de sua capacidade em conter as evacuações na fralda, ou usando o sanitário, pois crianças cujas fezes extravasam na roupa ou no piso podem contaminar todo o ambiente.

O vômito também é uma manifestação que poderá espalhar vírus pelo ambiente, tanto pelo respingo como pela evaporação do que é eliminado. Assim, é muito importante, caso a criança vomite, que se cubram e isolem as secreções eliminadas, e se providencie a limpeza correta do espaço o mais rápido possível. É preciso avaliar as condições de atendimento dessa criança e de sua família, ou seja, se tem condições momentâneas de buscá-la na escola, para consulta no serviço de saúde ou, caso já tenha um diagnóstico, cuidar dela em casa até que se restabeleça.

Todas as medidas de higiene durante os procedimentos de troca e uso do sanitário devem ser reforçadas. A higiene das mãos das crianças e dos adultos, equipe e familiares é fundamental para se evitar a disseminação de vírus e bactérias. A manipulação dos alimentos deve seguir as regras sanitárias específicas para ambientes coletivos, evitando-se as chamadas "intoxicações alimentares" por fonte comum.

As crianças, quando vacinadas contra o rotavírus, ficam protegidas dos tipos mais graves de diarreia e vômitos por esse agente. Entretanto, essa vacina só é aplicada nos primeiros meses de vida e, caso a criança não tenha sido imunizada na idade correta, não poderá sê-lo mais tarde.

De olho nas pesquisas

Estudo retrospectivo baseado no levantamento de prontuários de crianças matriculadas em creches municipais na região de Tucuruvi, na cidade de São Paulo, com o objetivo de verificar a inter-relação creche-serviços de saúde a partir da análise do instrumento de referência e contrarreferência interinstitucional, denominado ficha de encaminhamento, utilizado sempre que uma criança necessita ser encaminhada pela equipe da creche aos serviços de saúde, no período de estudo de julho a agosto de 1996. Do total de 415 crianças amostradas, 217 geraram 381 encaminhamentos, representando uma média de 1,18 encaminhamento/criança/ano. O motivo mais frequente (41,3%) de encaminhamento foi a febre. As doenças respiratórias foram o diagnóstico médico mais frequente (53,9%). Em 28% dos encaminhamentos, observou-se alguma inadequação no registro de informações pelo serviço de saúde. Os principais problemas identificados foram ausência de diagnóstico médico, inadequação na indicação ou duração do afastamento da criança da creche por motivo de saúde e emprego de terminologia complexa para descrever os diagnósticos. Isso evidencia a necessidade de uma instrumentalização melhor dos serviços de saúde quanto ao atendimento da criança que frequenta creches, bem como a utilização e valorização da ficha de encaminhamento da criança, visando à otimização do rendimento da assistência dada às crianças por ambas as instituições (Frederico Neto, 1999).

Estudo com o objetivo de verificar a incidência mensal de Infecção de Vias Aéreas Superiores (IVAS), de oito vírus respiratórios, e simular um modelo matemático, avaliando seu comportamento qualitativo e quantitativo em relação aos dados reais de IVAS nas crianças de uma Escola de Educação Infantil brasileira, em período integral, foi realizado com todas as crianças (173) que a frequentavam no período de julho de 2003 a julho de 2004, ou seja, foram acompanhadas por 1,6 a 12 meses. Elas apresentaram sinais de IVAS, foram examinadas e tiveram coletado espécime de aspirado de nasofaringe, perfazendo um total de 255 análises. A incidência média de IVAS foi de 2,33 episódios por criança-ano. As IVAS incidiram durante todo o período do estudo, principalmente no outono e no inverno, decaindo na primavera e com poucos casos no verão. O rinovírus teve maior incidência, sendo observado em todos os períodos em que ocorreram episódios de IVAS. Influenza B, vírus sincicial respiratório (VSR) e metapneumovírus ocorreram com menor incidência, principalmente no outono e inverno. IVAS causadas pelos outros vírus analisados — influenza A, parainfluenza 1, 2 e 3 — foram raras (Santos, 2009).

Entre julho de 2003 e julho de 2004, foi realizado seguimento diário das crianças menores de seis anos de uma creche, visando diferenciar a ação do vírus sincicial respiratório nas secreções nasofaríngeas daquelas com sinais de infecção respiratória. Ocorreram 259 episódios de IVAS em 173 crianças. Cento e vinte e duas (70,5%) crianças tinham mais de dois anos de idade no início do seguimento e 94 (54,3%) eram do sexo masculino. O número mensal de episódios variou de 0 a 53. O VSR foi diagnosticado em 27 (10,5%) amostras e foi mais frequente nos meses de julho a setembro. Os sinais observados nas crianças com infecção por VSR foram coriza em 26 (96,3%) episódios, obstrução nasal em 19 (70,4%), tosse em 15 (55,6%), chiado em 3 (11,1%) e espirro e febre em 2 (7,4%) episódios. O uso de antibióticos ocorreu em 16 (6,2%) episódios de infecção respiratória. Um (3,7%) episódio de infecção por VSR recebeu tratamento com antibiótico. Houve 1 (0,4%) episódio grave que evoluiu para internação. Observou-se uma alta frequência de VSR entre as crianças com infecções respiratórias leves, principalmente do início do outono ao início da primavera; os sinais mais frequentes nas infecções por VSR foram: tosse, coriza e obstrução nasal; houve associação entre obstrução nasal e infecções por VSR (Lourenção, 2006).

Com o objetivo de estudar a possível associação de bactérias e vírus ao quadro diarreico em crianças de uma creche pública do município São José do Rio Preto (SP), foram analisadas 100 amostras fecais, provenientes de 50 crianças sadias (grupo controle) e de outras 50 crianças com diarreia. A diferença entre sexos foi insignificante, com maior frequência do sexo feminino (52,0%). A faixa etária variou de seis meses a sete anos de idade (média de 1,6 ano). As bactérias mais frequentes na população foram 38 cepas de *E. coli* (38%), assim distribuídas: EPEC (12%), EIEC (3%), *Pseudomonas* spp. (2%) e *E. coli* O157 (-1%). Catorze crianças apresentaram casos de colonização mista de *Enterobacter* e *E. coli* (14,1%). Os vírus entéricos circulantes nessa população foram o norovírus (2%) e o astrovírus (1%). A presença de norovírus e astrovírus está tradicionalmente associada com população residente em área urbana. Os agentes bacterianos e virais detectados não estão associados aos casos de diarreia na população estudada. Conclui-se que as crianças que frequentam creches podem ser portadoras assintomáticas de potenciais agentes patogênicos (Germini, 2012).

Pesquisadores do Instituto Adolfo Lutz estudaram os genótipos de rotavírus circulantes em creches por meio de análise de surtos ocorridos antes e após vacinação, considerando que a vacina foi inclusa no calendário nacional em 2006. Concluíram que a distribuição do genótipo variou de acordo com os anos, acompanhada pela redução no número de casos detectados (Morillo *et al.*, 2010).

Como identificar e prevenir surtos na escola

Caso haja na unidade de Educação Infantil duas crianças no mesmo grupo ou em grupos que convivem em salas próximas, que durante a mesma semana apresentem diagnóstico de infecção causada pelo mesmo agente, é preciso monitorar, registrar e notificar o Serviço de Vigilância Epidemiológica local, pois se suspeita de um início de surto. A notificação possibilita que o serviço de saúde investigue possíveis causas do potencial surto e oriente medidas de controle, antes que o problema atinja mais crianças, familiares ou trabalhadores da escola.

Os surtos de doenças transmitidas por via fecal-oral devem ser investigados para que se identifique imediatamente possível fonte comum, que se caracteriza por vários casos no mesmo dia, ou dentro de

72 horas após consumirem uma refeição, por exemplo. Fonte comum é quando uma pessoa contamina um alimento e todos que se alimentam dele podem adoecer ao mesmo tempo. Assim, se colocarmos em um gráfico os dias em que ocorreram os sintomas nas pessoas afetadas, aparecerá uma curva alta, em pico, ou seja, todos os casos se concentram em torno de um ou três dias. A partir de um surto originado de uma fonte comum, outras pessoas poderão ser contaminadas pelo mecanismo "pessoa-pessoa", ou seja, podem contaminar familiares ou pessoas com quem mantenham contato. Não apenas os surtos de gastroenterites podem ser originados assim, mas outras doenças de transmissão fecal-oral, como hepatite A; infecções por Coxsackie, que causam a síndrome mão-pé-boca, e outras causadas por enterovírus, bactérias ou parasitas.

Em uma creche, antes do jantar, os bebês foram levados para o refeitório em um carrinho usado para fazer o transporte coletivo de um ambiente para outro. Um deles vomitou no trajeto, respingando nos colegas e no forro de tecido do carrinho. No dia seguinte, a maioria dos bebês apresentou sinais e sintomas de gastroenterite. A princípio, suspeitou-se de fonte comum e por isso a nutricionista providenciou a análise das amostras dos alimentos servidos. O resultado foi negativo. Após analisar todo o processo, concluiu-se que as crianças foram contaminadas no trajeto pela exposição ao vômito. Os professores foram orientados a, caso um evento semelhante viesse a ocorrer no futuro, retirar os bebês imediatamente do carrinho, lavar as mãos, tirar todas as roupas atingidas pelos respingos e acionar a equipe de limpeza imediatamente.

Febre: o que o professor precisa saber

A febre é um dos sinais que preocupam os professores da Educação Infantil, sendo o principal motivo de encaminhamento aos serviços de saúde (Frederico Neto, 1999; Bricks; Leone, 1996). Pesquisa realizada com trabalhadores de creches em 2006 evidenciou que a febre foi considerada um sinal de gravidade do estado de saúde da criança pela maioria dos professores. Uma minoria dos professores entrevistados considerou tosse, mudança de comportamento, coriza e alterações da respiração. Foram citados apenas uma vez sinais como vômito, resfriado constante, peito chiando, manchas no corpo (Martins; Veríssimo, 2006). Esses resultados reafirmam a necessária formação dos professores para aprimorarem suas percepções, uma vez que a febre, em si, não é um sinal de gravidade do estado de saúde da criança.

Gráfico 1. Sinais de gravidade referidos pelas trabalhadoras, segundo escolaridade.

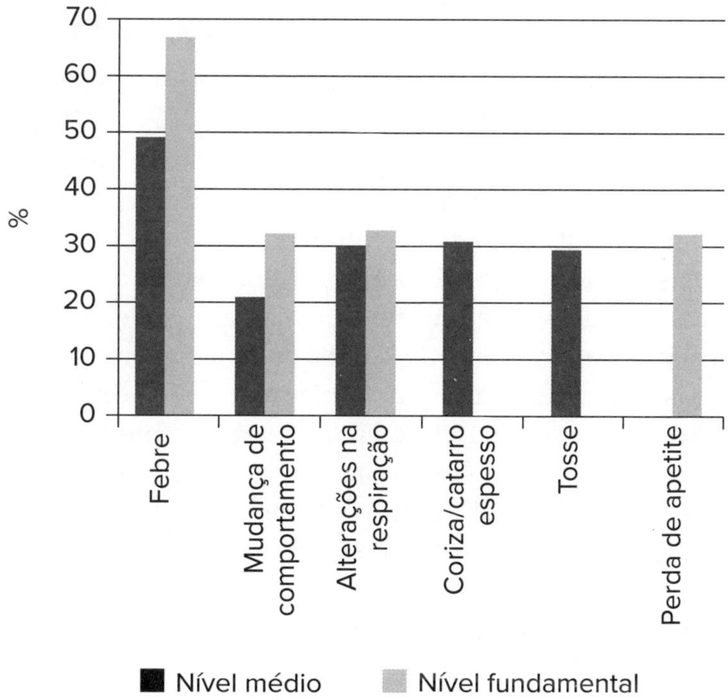

Fonte: Martins e Veríssimo (2006).

A febre é a elevação da temperatura corporal, sendo variável conforme o local do corpo onde é mensurada. Considera-se "febre" a temperatura axilar igual ou superior a 37,5°. Em alguns países, mede-se a temperatura na cavidade oral, mas no Brasil, avalia-se a temperatura axilar. Em algumas situações, no serviço de saúde, também se avalia a temperatura retal, por exemplo, na suspeita de apendicite. Mas isso não se aplica ao ambiente escolar.

É preciso ser cauteloso com o uso de termômetros modernos para mensuração da temperatura na fronte, que podem mensurar graus diferentes quando comparados aos termômetros digitais que avaliam a temperatura axilar. Os professores também precisam saber que a temperatura pode variar ao longo do dia, sendo mais alta no período da tarde e começo da noite, e mais baixa durante a madrugada, e que lactentes apresentam temperaturas mais altas e variações de temperatura menos intensas que crianças maiores de dois anos e adultos. O exercício físico, a ingestão de alimentos, o uso de roupas para aquecer o corpo e o calor ambiental são fatores que podem aumentar a temperatura, mas nesse caso não é por mecanismos semelhantes ao de uma inflamação ou infecção.

A febre em si não é um sinal de gravidade do estado de saúde da criança. Mais ou menos metade das crianças que apresentam febre pode evoluir bem sem outros sinais ou sintomas. Mas é importante observar outros sinais e sintomas que podem repentinamente aparecer e indicar a necessidade de uma avaliação médica imediata. Apenas crianças com predisposição genética, cerca de 2 a 3%, podem ter convulsões devido a mudanças bruscas de temperatura. Nem sempre a administração do antitérmico evita a sua manifestação. Às vezes, o médico, ao avaliar a criança, não encontra nenhum outro sinal ou sintoma, e solicitará que a mãe ou responsável retorne para nova avaliação, caso surjam outros sintomas dentro de até 72 horas. Assim, é possível que essa criança retorne para a creche no dia seguinte com uma prescrição de antitérmico e cuidados gerais. Em geral se prescreve antitérmico para diminuir o desconforto da criança e o desgaste metabólico e respiratório. É sempre muito importante hidratar a criança ofertando água (Blank, 2011).

Alguns casos evoluem sem outros sinais ou sintomas e são autolimitados, ou seja, a febre cede e a criança brinca, alimenta-se, não apresenta sinais de adoecimento. A maioria dos casos de febre deve-se a infecções de vias aéreas superiores (nariz, "garganta", ou orofaringe, ouvidos), sobretudo os resfriados que acometem as crianças menores de dois anos, de 6 a 12 vezes no ano, e aquelas que convivem em espaços coletivos podem ter uma incidência maior (Victora, 1998; Vico; Laurenti, 2004; Nesti; Goldbaum, 2007).

É preciso ficar claro para todos os professores e profissionais da Educação Infantil que devemos evitar afastamentos desnecessários da criança da instituição educacional. A criança preferencialmente deverá ser avaliada pelo médico pediatra que a acompanha regularmente, e isso nem sempre é possível no mesmo dia, depende do contato do responsável pela criança com o profissional de saúde, de sua orientação e agenda. Somente se justifica a consulta no mesmo dia em pronto-socorro em casos de urgência, ou seja, se houver sintomas ou sinais que indiquem gravidade.

A febre acontece, em geral, em resposta a infecções ou inflamações. Mais raramente, por intoxicações exógenas, ou seja, pela ingestão de substâncias tóxicas ao organismo. Sinais e sintomas associados dependem da causa da febre, podendo esta aparecer antes de outros sintomas.

O que fazer quando a criança está febril

- Avisar os pais.
- Registrar o horário e temperatura obtida, bem como os sinais e sintomas observados.
- Oferecer antitérmico conforme prescrição atualizada, arquivada na ficha da criança, que deve ser adequada ao peso atual da criança. Seguir as recomendações para o intervalo mínimo entre as doses, conforme prescrição. O médico que acompanha a criança pode prescrever antitérmicos "se necessário (s/n)". Essa prescrição deve ser exigida na matrícula e precisa ser atualizada a cada seis meses nos menores de dois anos, devido à evolução

do peso da criança, que altera a dose necessária. Quanto mais nova a criança, mais seu organismo se modifica pelo crescimento e desenvolvimento rápido. Assim, um bebê menor de três meses deverá ir ao médico todo mês, outro entre quatro e seis meses poderá espaçar mais as consultas, e os maiores de dois anos podem ir ao médico uma vez ao ano idealmente, ou somente quando adoecem, dependendo da adesão da família às recomendações das autoridades sanitárias.

- Solicitar aos pais ou familiares responsáveis pela criança que avisem sempre os professores caso tenham oferecido antitérmico antes de a criança chegar à escola. O uso excessivo poderá causar intoxicações medicamentosas, que podem ser muito graves. Anotar o horário em que os pais ou o professor ofereceu antitérmico. Consultar sempre esses registros antes de oferecer outra dose, de acordo com o intervalo prescrito. Anotar na agenda da criança a evolução do seu estado geral.
- Avaliar o estado geral da criança, anotando as diferenças que observa em seu comportamento (agitada, sonolenta, inapetente, cansada, parece ter dor ou desconforto) ou no seu corpo (manchas, edema, vômito, alterações nas fezes ou urina).
- Observar e registrar todos os sintomas (coriza, tosse, vômito, diarreia, aumento da frequência e sinais de esforço respiratório, erupções na pele, dor etc.).
- **Encaminhar a criança imediatamente para avaliação médica, mantendo os cuidados para protegê-la e confortá-la**, se ela estiver prostrada, não conseguir beber ou mamar, chorar intensamente como se tivesse dor, vomitar tudo que ingere, parecer cansada, com dificuldade para respirar ou respirando aceleradamente, **mesmo após a febre ceder**, apresentar ruído ao respirar, ou retrações da musculatura na região da fúrcula do pescoço ou entre ou abaixo das costelas, apresentar chiado ao eliminar ar dos pulmões, rigidez de nuca, convulsão.
- Oferecer água e outros líquidos já aceitos pela criança, conforme a idade, para mantê-la hidratada, se ela estiver acordada, sem sinais de gravidade, como convulsão ou sonolência.
- Manter a criança com roupas leves e o ambiente arejado, fresco.

- Não aplicar compressas ou banhos com água gelada nem com álcool; não a aquecer com cobertores.
- Avisar os pais e solicitar que consultem o médico pediatra, caso a criança apresente apenas febre e pareça em bom estado geral, comendo, brincando com os colegas, sobretudo após o controle medicamentoso. Algumas escolas adotam um formulário ou carta ao pediatra, o que ajuda o profissional de saúde pelas informações fornecidas sobre o comportamento da criança percebido pelo professor, contato com outras crianças doentes etc.

Observar a criança para identificar sinais de perigo

Sinais de perigo são aqueles que indicam que o estado de saúde da criança está se agravando e necessita atendimento especializado urgente. Variam com a idade e indicam que a criança pode estar com uma doença grave. É fundamental que todos os trabalhadores da escola de educação infantil e os pais aprendam a identificar os chamados "sinais de perigo" e saber como agir imediatamente para cuidar dessa criança.

Se a criança tiver menos de dois meses de idade,[17] você deve procurar IMEDIATAMENTE o serviço de saúde mais próximo de casa quando observar algum dos seguintes sinais de perigo:

- *Está muito "molinha" e "caidinha" — movimentando-se menos que o normal.*

17. Não se recomenda que crianças nessa idade frequentem creches, mas na cidade de São Paulo, nos anos de 2018 e 2019, foram matriculados bebês entre um mês e meio, dois, três meses, devido ao sistema de inscrição que condiciona o direito à vaga, à matrícula e início da frequência. Consideramos fundamental o debate intersetorial sobre essa demanda e normas relativas ao seu atendimento, embora o direito à creche possa ser interpretado como direito da criança. Entretanto, consideramos que os bebês deveriam permanecer com as mães no mínimo por três meses, melhor seria por seis meses para garantir cuidados específicos e aleitamento materno com livre demanda.

- *Está muito sonolenta, com dificuldade para acordar.*
- *Apresenta convulsão (ataque) ou perda de consciência.*
- *Dificuldade ou cansaço para respirar ou respiração rápida.*
- *Não consegue mamar.*
- *Vomita tudo o que ingere.*
- *Umbigo com vermelhidão ao redor ou com secreção malcheirosa.*
- *Temperatura do corpo baixa, menor ou igual a 35,5 °C.*
- *Febre — temperatura maior ou igual a 37,8 °C.*
- *Pus saindo da orelha.*
- *Cor amarelada da pele (icterícia), atingindo os braços e as pernas do bebê.*
- *Cor amarelada da pele em crianças com mais de duas semanas.*
- *Urina escura.*
- *Fezes claras, esbranquiçadas.*

Se a criança tiver idade igual ou maior que dois meses, você deve procurar IMEDIATAMENTE o serviço de saúde mais próximo de casa quando observar algum dos seguintes sinais de perigo:

- *Dificuldade para respirar ou respiração rápida.*
- *Não consegue mamar ou beber líquidos.*
- *Vomita tudo o que ingere.*
- *Está muito sonolenta, com dificuldade para acordar.*
- *Convulsão (ataque) ou perda de consciência.*

Se você identificar uma situação de urgência, ligue para o número 192 — Serviço de Atendimento Móvel de Urgência (SAMU). A ligação é grátis.

Suporte Básico de Vida

O Suporte Básico de Vida é o primeiro cuidado na Cadeia de Sobrevivência, ou seja, o atendimento começa com a percepção do professor, familiar ou qualquer cidadão de que uma criança ou adulto requer suporte imediato para respirar, manter a integridade corporal, evitar complicações graves que podem levar à morte ou gerar graves sequelas.

O Serviço de Atendimento Móvel de Urgência — SAMU 192 — é uma instituição do SUS que liga os serviços de atenção da Rede de Regulação das Urgências. "Esses profissionais exercitam diariamente uma luta em favor da saúde dos cidadãos e enfrentam toda a sorte de urgências, do parto à parada cardiorrespiratória, da crise convulsiva ao politraumatizado, da intoxicação à queimadura, da dor do peito à hipoglicemia e muito mais" (Brasil, 2016, p. 1).

Mas esse serviço depende também de que a população e sobretudo os professores, que cuidam e educam diariamente um grupo de crianças, aprendam a reconhecer e diferenciar sinais de desconforto, ou de adoecimento, distinguindo uma lesão simples, que não necessita de atendimento especializado imediato, de outra situação que exige cuidados urgentes. Para tanto, é importante que a escola tenha uma estrutura para tomada de decisão conhecida por todos, revisada anualmente, associada ao treinamento para os primeiros cuidados, e conhecimento sobre como e quando acionar o SAMU — 192. "A boa estruturação, uma gestão eficiente, educação permanente e ferramentas modernas de condução das ações e de apoio à tomada de decisão podem auxiliar muito" (Brasil, 2016, p. 1).

Para planejar as ações, pode-se partir dos principais riscos já evidenciados nos estudos realizados em creches e escolas de Educação Infantil. Já foi ressaltada a importância de se planejar os cuidados cotidianos com base no histórico da criança desde o nascimento, incluindo-se informações sobre doenças de base ou crônica, sua imunização, mantendo esses dados atualizados. Muito importante também que haja uma autorização dos responsáveis para remoção de urgência se necessário, telefones para contato de emergência, pessoas que podem retirar a criança e assumir responsabilidades e tomar decisões, se for o caso, no atendimento emergencial e na hospitalização.

Agravos à saúde por acidentes e causas externas

As internações e mortes por acidentes e causas externas correspondem à menor taxa em relação aos agravos citados anteriormente e em relação ao local de ocorrência. Os acidentes mais graves em geral acontecem fora da instituição de Educação Infantil. Entretanto, doenças como asfixia, engasgo podem ser fatais, sobretudo nas escolas em que não há protocolos ou sistemas de segurança, formação da equipe, geralmente as creches clandestinas.

No estudo publicado por Eneida Vico e Rui Laurenti (2004) sobre mortalidade de crianças usuárias de creches, os autores que analisaram comparativamente os atestados de óbitos de crianças usuárias de creche, ou não, evidenciaram que, embora todas as mortes não tivessem ocorrido no ambiente da creche, podem ter evoluído nesse contexto. Por exemplo, a principal causa, pneumonia, pode ter começado com uma gripe, pneumonia ou bronquiolite, e os pais ou professores podem ter demorado ou tido dificuldade de perceber sinais de agravamento do quadro, ou de procurar assistência imediata antes de complicar e evoluir para óbito. Assim, é preciso, antes de tudo, conhecer as causas mais comuns de doenças ou acidentes por eventos externos entre as crianças usuárias da Educação Infantil e saber como elas podem evoluir.

As principais causas de morte no ambiente da creche são por asfixia, engasgo ou por complicações de casos clínicos, falta de manutenção do prédio, cuidados inadequados ou inseguros. Em 2011, foi publicado um artigo na *Revista Veras* com o intuito de alertar os professores e estudantes de Pedagogia sobre esses cuidados.

> Este artigo aborda os principais riscos à saúde das crianças que frequentam creches a partir de uma análise dos dados de mortalidade noticiados na imprensa e de revisão de literatura científica sobre o tema. Descreve um programa de formação para professores de educação infantil que vem sendo desenvolvido em rede de creches como uma das medidas que podem contribuir para a segurança das crianças. O professor adquire competências para ponderar os riscos reais frente aos imaginários, considerando seu conhecimento e compromisso com cada uma das crianças do grupo, no sentido de apoiá-las para explorar ambientes, brincadeiras e situações de aprendizagem com prazer e segurança (MARANHÃO, 2011, p. 255).

Não basta apenas um curso, mas constantes atualizações, uma vez que, além de manter a equipe habilitada, as técnicas podem mudar conforme novos estudos das sociedades internacionais especializadas nesse tipo de atendimento. Além disso, a escola precisa manter protocolos para consulta de fácil acesso aos profissionais, que descrevam a melhor conduta em cada caso. É fundamental também que toda a equipe não apenas saiba prevenir, socorrer, como também solicitar apoio de sistema avançado (SAMU ou outro contratado pela escola).

Todos os profissionais devem:

- Conhecer o protocolo atualizado de emergência da unidade educacional, onde e como consultá-lo.
- Observar, avaliar e identificar os sinais de agravamento do estado de saúde, ou seja, os Sinais de Perigo.
- Iniciar os primeiros cuidados e chamar ajuda, simultaneamente.
- Continuar os procedimentos de suporte básico de vida enquanto o socorro especializado não chega.
- Saber comunicar com precisão os fatos por telefone ao acionar a emergência.
- Informar a idade da criança, local onde está no momento, o estado de consciência, respiração e outros sinais observados, medidas adotadas, resposta da criança. Não desligar o telefone enquanto o socorrista escuta ou orienta como proceder.

- Comunicar aos pais ou outros responsáveis pela criança o ocorrido, horário, local e as medidas adotadas.
- Redigir um relatório sobre o ocorrido e as medidas adotadas.
- Posteriormente, analisar cada acidente ou complicações de estado clínico da criança como estratégia pedagógica de formação continuada da equipe.

Suporte Básico de Vida (SBV)

- Avaliar a criança: chame-a e toque-a para verificar seu estado de consciência.
- Verifique se respira: seu tórax ou abdome sobe ao inspirar e desce ao expirar? Aproxime sua cabeça do rosto da criança para perceber a respiração.
- Caso não respire, peça ajuda em voz alta enquanto posiciona a criança para iniciar as manobras de Suporte Básico ("Socorro! Urgência na Sala do Grupo B").
- Continue as manobras até chegar alguém para ajudar.
- Informe a pessoa que atender ao seu chamado: "Ligar para o Serviço de Urgência, criança menor de um ano, não respira, iniciei manobras, ainda consciente". Ou: "Maior de um ano, não respira, inconsciente, iniciei manobras de reanimação 30:2". Ou: "Criança menor de um ano, convulsão generalizada há mais de cinco minutos". Ou: "Queda do brinquedo, consciente, chorando, desvio e dor na coxa direita, provável fratura com desvio".
- Continue as manobras até a criança voltar a respirar, mantendo-se preparada para reiniciar caso pare novamente. Tranquilizá-la em caso de queda, mas não a remova do chão se houver suspeita de trauma de pescoço, coluna ou ossos longos que possa agravar caso a transporte para outro ambiente. Mantenha sua segurança e das outras crianças, solicitando ajuda para isso.

Treinamento de profissionais da Educação Infantil sobre manobras de SBV

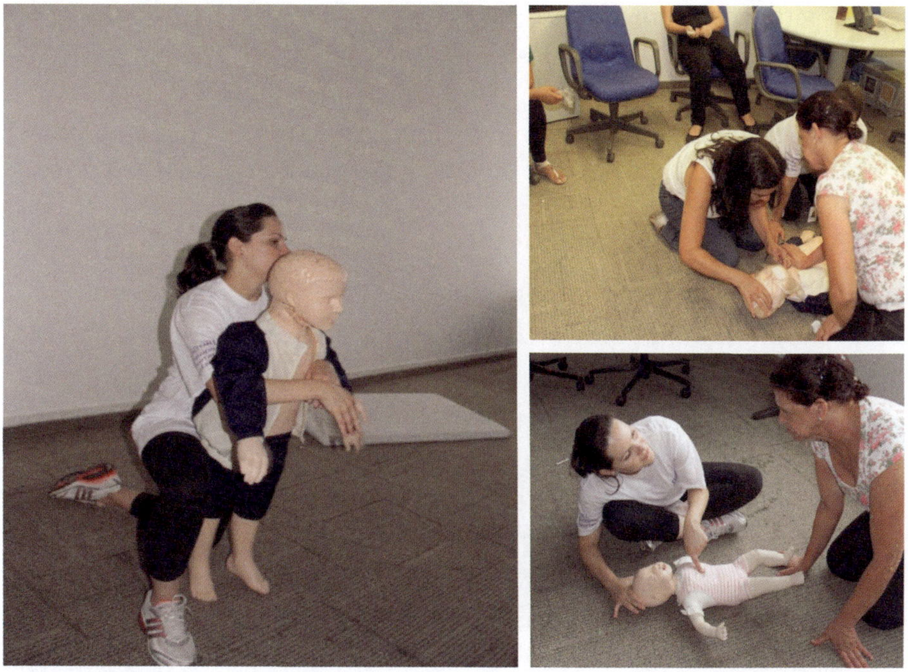

Fotos autorizadas pelo CEDUC que desenvolve, com a colaboração desta autora, o treinamento anual de Suporte Básico de Vida para todos os trabalhadores de creches corporativas. A enfermeira Débora Clemente, que está nas fotos demonstrando e acompanhando a simulação com bonecos, e as educadoras Dulcineia e Zenilda também autorizaram a publicação das fotos.

Árvore de Causas

A Árvore de Causas é uma metodologia de análise de acidentes usada para investigação de acidentes de trabalho. Tem sido empregada em uma rede de creches de empresas como importante medida de identificação de riscos inusitados e de alerta para os profissionais na manutenção de um ambiente seguro.

Parte-se da descrição do ocorrido e investiga-se o que foi suficiente e necessário para motivar o acidente, ou para agravamento do estado de saúde da criança. No final, fazem-se recomendações para evitar situações semelhantes no futuro.

Ao voltar da sala de banho e troca, a professora tropeçou no portão que separa a sala, caiu com uma criança no colo sobre outras crianças.

O que foi necessário para o acidente?

1) Ter um portão baixo dividindo a sala e o corredor por onde a educadora deveria retornar com a criança.
2) A educadora avaliar que conseguiria colocar a criança dentro da sala sem abrir o portão.
3) O peso da educadora ao pressionar o portão para colocar a criança deslocou-o da porta.
4) As outras crianças estavam próximas ao portão.

O que foi suficiente para a ocorrência do acidente?

1) O portão se deslocar com o peso da educadora e ela desequilibrar-se e cair com a criança no colo sobre as outras.

Como evitar outros acidentes semelhantes?

Sinalizar e orientar as educadoras para que sempre abram o portão.

Rever sistema de fixação do portão no batente no limite da sala e do corredor.

Parcerias com o Serviço de Vigilância Epidemiológica

A partir de 1950, começa-se a empregar o termo *Vigilância* como estratégia de prevenção do risco de guerra bacteriológica. Em 1963, a

Organização Mundial da Saúde emprega a expressão *Vigilância Epidemiológica* no controle da malária. Essa estratégia consagra um saber dos profissionais envolvidos na prevenção e controle dos agravos à saúde que podem afetar populações em determinado espaço e tempo.

Em 1978, o Brasil instituiu o Sistema Nacional de Vigilância Epidemiológica e o Programa Nacional de Imunização. O Sistema Nacional de Vigilância Epidemiológica opera por meio de um Sistema de Informação em Saúde, analisando dados e agindo ou orientando ações.

Os profissionais de saúde e de educação são autoridades que devem notificar doenças ou outros considerados Agravos de Notificação Compulsória. Esse sistema integra as Unidades Básicas de Saúde, Laboratórios, Equipes de Informação e Investigação das Secretarias de Saúde Municipais, Estaduais e o Ministério da Saúde.

Há um Centro Internacional de Controle de Doenças em Atlanta, EUA, que participa da vigilância internacional e que é conhecido por CDC — Center for Disease Control. No Brasil, há Centros de Vigilância Epidemiológica nos estados e Centros de Controle de Doenças municipais. Esses Centros elaboram e publicam manuais operacionais, boletins de informação e orientação dos profissionais de saúde, e que também podem ser consultados pelos profissionais de educação nos sites mantidos por esses serviços.

Os profissionais que atuam nas Equipes de Vigilância municipais ou locais confirmam a suspeita do médico, ou do profissional que notificou a suspeita ou hipótese diagnóstica com base em critérios definidos nos Manuais de Orientação. A equipe local também é responsável pela investigação dos contatos, pela identificação de suscetíveis e providencia ações de bloqueio ou prevenção da disseminação da doença. As ações dependem das características do agravo e dos recursos existentes para seu controle e minimização de danos: vacinas, imunoglobulina, higiene, desinfecção ambiental, alertar para diagnóstico precoce, treinar profissionais de saúde, orientar a comunidade.

Dessa forma, a Vigilância Epidemiológica prevê condições de assistência na epidemia ou pandemia; pesquisa agravos inusitados

(SARS-CoV-2, por exemplo); revê medidas de controle tradicionais ou ineficazes, buscando dentro das possibilidades e riscos erradicar a doença. Como exemplo, podem-se citar as ações de uma doença hoje erradicada no mundo, a varíola, e no caso de alguns países, entre outros o Brasil, a poliomielite.

Um Centro de Educação Infantil de São Paulo, de administração indireta, encaminhou uma criança com vesículas na mão e que foi diagnosticada como varicela. A auxiliar de enfermagem da equipe do CEI notificou a Unidade Básica de Saúde mais próxima, que a orientou a solicitar as Cadernetas de Saúde das Crianças, onde consta o calendário vacinal, para verificar quem estava suscetível para agendar a vacinação de bloqueio. Dessa forma, evitariam um surto. Enquanto tomavam essas providências, a auxiliar de enfermagem consultou a professora de Enfermagem que supervisionava estágio no CEI sobre a situação. Havia um número razoável de professores com estomatites, outra criança havia sido diagnosticada como síndrome mãos-pés-boca. Diante da suspeita de ser um surto viral por Coxsackie, a professora solicitou informações ao Serviço de Vigilância à Saúde do Estado de São Paulo. Esse serviço enviou uma médica infectologista ao CEI, que examinou adultos e crianças e constatou um erro de diagnóstico inicial. Como era um surto de infecções por Coxsackie, foram orientadas ações de higiene de mãos, superfícies e cuidados com as crianças.

A gestora de uma creche pública em São Paulo notificou o Serviço de Vigilância sobre um diagnóstico de hepatite A em criança usuária da creche. A hepatite A é causada por um vírus que se transmite por meio de contato pessoa-pessoa fecal-oral, ou via indireta pela água ou alimentos contaminados. Após 14 dias, média do período de incubação, surgiu outro caso na mesma classe. Após 15 dias desse segundo caso, surgiram oito casos diagnosticados na mesma classe e na mesma semana, ou seja, tinham se infectado no que se denomina "fonte comum". A enfermeira que investigou os casos perguntou à professora o que tinha ocorrido de diferente nos 15 dias anteriores. Ela contou que tinha desenvolvido uma atividade de culinária, em que os próprios alunos enrolaram os brigadeiros no ambiente da classe para celebrar o Dia das Crianças. Ela levou uns três brigadeiros que sobraram para sua mãe, que agora também estava se recuperando de uma infecção no fígado pelo vírus da hepatite A. Ficou claro para a enfermeira que a falha ocorreu no fato de realizarem uma atividade de culinária em sala, sem medidas de higiene adequadas e no mesmo período em que havia circulação do vírus da hepatite na unidade educacional. A professora foi informada de que algumas crianças podem estar eliminando o vírus, mas não manifestam sintomas da doença, por isso frequentam normalmente a unidade. No caso da hepatite A, para cada caso com sintomas, há mais ou menos cinco assintomáticos, mas que eliminam o vírus pelas fezes. Conclusão: não se aconselha o preparo de alimentos por crianças ou adultos sem as devidas precauções padronizadas para ambientes coletivos. Ao planejar atividades culinárias, devem-se ensinar as crianças também por que a higiene de mãos, superfícies, proteção dos cabelos são essenciais. Devem-se evitar essas atividades em período de surto.

Diretrizes para uma creche/pré-escola promotora da saúde

Garantir infraestrutura e organização do espaço e do trabalho dos profissionais

- Espaço *versus* número de crianças, ventilação, insolação, segurança, estética, ergonomia para a criança e profissionais.
- Rotina e descrição de frequência, procedimentos e produtos usados na higiene dos espaços com formação dos auxiliares responsáveis por sua execução.

- Espaço e fluxo de armazenamento, preparo e oferta dos alimentos, descrição e supervisão das boas práticas de alimentação com responsável técnico (nutricionista).
- Descrição das competências de todos os profissionais que atuam na unidade educativa, incluindo aquelas pelas quais são responsáveis relativas à saúde e ao bem-estar das crianças.

Firmar parceria com os familiares, sobretudo com o cuidador mais significativo para a criança

- Processo de inscrição, seleção e matrícula, incluindo informações e preocupações com o acolhimento, adaptação da criança e familiares envolvidos, transição dos cuidados domiciliares para os da instituição educativa, normas da instituição visando sempre ao bem-estar e ao acolhimento da criança.
- Comunicação diária com os familiares; acolhimento das mães que aleitam ou que desejam participar de algum cuidado ou de atividade educativa; respeito a crenças, costumes, conhecimentos, negociando-se aqueles que não sejam considerados adequados às diretrizes do projeto pedagógico ou ao bem-estar, ao crescimento e ao desenvolvimento da criança.
- Encontros coletivos periódicos com os familiares para elaboração do portfólio ou para criação do relatório sobre desenvolvimento de cada criança, ou construção de jogos e brinquedos, discussão das normas de saúde, informações sobre saúde e bem-estar, e crescimento e desenvolvimento das crianças.

Construir instrumentos metodológicos para observação, registro e acompanhamento do crescimento, desenvolvimento e estado de saúde da criança

- Ficha da criança com dados relevantes para o cuidado cotidiano na creche.
- Ficha de controle de vacinas — arquivo rotativo.

- Instrumento de registro de eventuais alterações em sua saúde para observar a sua evolução, e decidir conduta e compartilhar cuidados com as famílias.
- Ficha de controle de oferta de medicamentos que foram prescritos para as crianças para um horário em que estejam na instituição educativa.
- Ficha de monitoramento de problemas de saúde que acometam mais de uma criança no mesmo período (aproximadamente uma semana) e que possam constituir surto.
- Ficha de encaminhamento ao serviço de saúde.
- Portfólio ou Relatório contínuo sobre o desenvolvimento das crianças realizado pelos educadores e com participação dos familiares.

Prover formação continuada que trabalhe competências profissionais relativas aos cuidados e à educação das crianças, incluindo a perspectiva de saúde e bem-estar

- Atitudes, interações e procedimentos com as crianças na instituição educativa relativos a momentos de acolhimento, alternâncias de brincadeiras externas e internas, alimentação, cuidados corporais (troca, banho, higiene oral e de mãos, uso do sanitário, aprendizagens de cuidado de si, do outro e do ambiente).
- Atitudes, interações e apoio aos familiares desde a inscrição, na matrícula, adaptação, continuidade do aleitamento, transição da alimentação casa-instituição educativa, de acordo com as transições etárias e recomendações dos profissionais de saúde, escuta, avaliação e adequação ao espaço educativo para atendimento das demandas associadas aos cuidados especiais relativos à recuperação e manutenção da saúde da criança.

Fazer integração com outros serviços (sociais, saúde, assistenciais)

- Definição de critérios de afastamento temporário das crianças doentes e que possam oferecer risco às demais, ou porque necessitam de cuidados especializados, ou em contexto doméstico, ou dos serviços de saúde para sua recuperação; e de critérios para encaminhamento de crianças ao serviço de saúde e melhor fluxo de encaminhamento.

- Vigilância à saúde: análise da distribuição dos problemas de saúde ou acidentes mais frequentes na unidade, notificação e investigação de suspeita de surto, e adoção imediata de medidas de controle.
- Rede de apoio à criança e sua família: fluxo de encaminhamento e discussão de casos que requeiram intervenções especiais ou especializadas para cuidados complementares ou para lidar e enfrentar as vulnerabilidades ou alterações no crescimento, no desenvolvimento ou no estado de saúde.

Considerações finais

A diversidade e complexidade do conhecimento necessário para gerir a unidade ou a "sala de aula" na Educação Infantil que compreende creches e pré-escolas incluem tanto conhecimentos abordados nos cursos tradicionais de Pedagogia, como em outros que focam a alimentação (Nutrição), o processo de cuidado humano (Enfermagem), o processo saúde-doença (Epidemiologia, Saúde Coletiva, Saúde da Criança), gestão de pessoas e recursos. Assim, entendemos que os conteúdos e metodologias no processo de capacitação de profissionais precisam contemplar as especificidades das competências necessárias para as diversas funções na Educação Infantil: gestor, coordenador, professor, auxiliares de cozinha, lactário, limpeza.

A produção científica do campo da saúde é escassa no que se refere ao embasamento das melhores práticas de cuidado com as crianças em creches, por exemplo, estudos sobre o impacto de medidas de higiene e desinfecção de brinquedos e superfícies, o que acarreta o emprego ainda de rituais com base na tradição ou experiências isoladas. Por outro lado, mesmo em instituições onde há protocolos instituídos com base em evidências científicas, não são todos os professores que os seguem e muitas vezes adotam um discurso de que não foram preparados para isso, desconhecendo a gravidade de eventuais ações negligentes.

Não existe consenso sobre os critérios de inclusão ou afastamento temporário das crianças que apresentam alterações transitórias do estado de saúde, ocasionando conflitos entre pais, profissionais das creches e profissionais de saúde. Além dos conflitos, observa-se que esta falta de diretriz ocasiona o afastamento de crianças que poderiam usufruir das brincadeiras e interações com os seus coetâneos, ou penaliza as mães e pais trabalhadores que dependem também da creche para compartilhar cuidados e educação dos filhos.

Observa-se também uma dificuldade de interlocução com os profissionais de saúde que atendem as crianças, seja nos serviços de saúde públicos, seja nos privados, aos quais as famílias têm acesso ou buscam atendimento. A mesma dificuldade é encontrada pelos gestores e profissionais de saúde que assessoram ou supervisionam as creches, em relação à interlocução com os serviços de vigilância sanitária e epidemiológica, revelando um relativo desconhecimento por parte dos técnicos externos à creche da dinâmica epidemiológica ou das possibilidades de se operacionalizar certas medidas sanitárias. Por outro lado, parece-nos que estas recomendações nem sempre são acompanhadas de evidências científicas e estão presentes mesmo em creches consideradas modelos de boas práticas, como é o caso das unidades analisadas.

Uma questão bastante polêmica e ainda não resolvida em qualquer tipo de organização de serviço de creche refere-se aos critérios de frequência da criança que adoece e que requer cuidados especiais, mas pode frequentar a instituição. Outra é relativa à criança que chega à creche bem, mas apresenta febre ou mal-estar durante a manhã ou tarde, que pode evoluir tanto bem quanto complicar seu estado, sendo a mãe ou outro familiar acionados para buscá-la e levá-la ao serviço de saúde.

É nesse sentido que uma análise realizada para o Ministério da Educação em uma creche municipal, uma de universidade e outra de empresa, localizadas no município de São Paulo, pode subsidiar o necessário aprimoramento do processo de cuidado articulado às ações educacionais, tanto pela perspectiva pedagógica como dos profissionais de saúde e Programa Saúde na Escola, visando à promoção do crescimento e ao desenvolvimento saudável, e à prevenção de agravos à saúde, sejam eles endêmicos ou pandêmicos, como vivemos neste momento (Maranhão, 2021).

O que nos parece o maior desafio é a reflexão conjunta relativa às concepções sobre desenvolvimento humano que orientem as práticas de saúde nas creches e pré-escolas, e que considerem as capacidades das crianças em aprenderem gradativamente a cuidar de si, do outro e do ambiente, com vista ao bem-estar e à qualidade de vida ao longo da vida.

Posfácio

Um olhar ao final da leitura deste livro

A Educação Infantil, primeira etapa da Educação Básica, tem sido contemplada, em especial nos últimos 30 anos, com produções relevantes para a construção de um arcabouço teórico-metodológico que responda aos desafios de integrar nova concepção de criança, de suas necessidades e de sua forma de aprender e desenvolver-se, como referencial para o trabalho do professor. O livro da Dra. Damaris Maranhão, profissional de reconhecido saber na área de saúde infantil em instituições como creches e pré-escolas, participando como consultora de redes públicas e privadas de Educação Infantil e colaborando no delineamento da Base Nacional Comum Curricular para a Educação Infantil, vem se juntar a estas produções.

A leitura do livro nos mostra que as argumentações trazidas superam a equivocada concepção de que, quando se trata da Educação Infantil, chamar a atenção para a saúde irá trazer um viés higienista para a área. A contribuição de Damaris justamente é para superar esse argumento e discutir tema que, cada vez mais, vem se colocando no cotidiano da Educação Infantil: a integração do cuidar e do educar.

A presença de um olhar interdisciplinar, que reúne antropologia, psicologia e neurociência para fundamentar a proposta da autora, amplia a visão dos que cuidam de bebês e crianças pequenas para possibilidades de enriquecimento da noção de saúde. Além disso, o tema Saúde e Bem-estar é tratado no livro de modo integrado ao que defendem as Diretrizes Curriculares Nacionais para a Educação Infantil, chamando a atenção dos professores para como mediar as experiências das crianças, desde bebês, no processo de construção de conhecimentos sobre o cuidado de si, do outro e do meio ambiente. Ainda, Damaris convida os professores e outros leitores a refletirem sobre o cuidado com a saúde e bem-estar como ação que necessita respeitar os direitos de aprendizagem previstos na BNCCEI: conviver, participar, conhecer-se, comunicar-se, brincar, explorar.

As atitudes e técnicas de cuidado, vivenciadas, observadas, imitadas e recriadas pela criança em suas interações e brincadeiras, lhe possibilitam desenvolver habilidades e conhecimentos para cuidar de si mesma e dos outros, o que inclui a conservação de um ambiente adequado à vida e à convivência no planeta. A mediação dos professores que se ocupam da criança dá-lhe condições para construir habilidades e conhecimentos para uma gradativa e relativa autonomia para o cuidado de seu corpo, dos seus companheiros e do ambiente. Assim, as crianças, além das ações de cuidado, aprendem por meio do olhar, dos gestos, da postura corporal, do tom de voz, das palavras empregadas, do ritmo e sequência das ações e procedimentos realizados pelo professor, e da forma como ele organiza o ambiente.

Deve ser fonte de reflexões pelos professores a articulação que o livro sugere entre as ações de cuidado e os campos de experiências propostos pela BNCCEI para a Educação Infantil. As diversas práticas de cuidado relatadas em relação a cada um dos campos reconhecem que as crianças escutam, pensam, imaginam e falam, verbalizando seu pensamento e imaginação, também durante os cuidados corporais. Isso revoluciona o olhar e a prática dos professores.

Este livro foi escrito ainda no período de afastamento social devido à presença do coronavírus, período em que as atividades não presenciais reforçaram a importância de apontar para as famílias que o modo como o cuidado é organizado em casa, na comunidade ou na unidade de Educação Infantil constitui formas de se expressar, brincar, comunicar, conviver e de ser, que podem ser evocadas, ressignificadas, ampliadas, modificadas, constituindo significativas experiências pessoais, sociais e culturais das crianças. Para terminar, concordo com a autora que a construção de atitudes de cuidado pelas crianças desde cedo é processo básico como ética do humano ao longo de toda a escolaridade.

Zilma Ramos de Oliveira

Professora livre-docente da Faculdade de Filosofia, Ciências e Letras de Ribeirão Preto, da Universidade de São Paulo, e pesquisadora no CINDEDI — Centro de Investigações sobre Desenvolvimento e Educação Infantil — daquela faculdade. Integra o Conselho Municipal de Educação de São Paulo e coordenou o Curso de Especialização em Gestão Pedagógica e Formação em Educação Infantil do Instituto Superior de Educação Vera Cruz. Escreveu vários livros e artigos, tem trabalhado como consultora de diversas Secretarias de Educação e do Conselho Nacional de Educação.

Referências

ALMEIDA FILHO, N. Transdisciplinaridade e saúde coletiva. *Ciência e Saúde Coletiva*, v. 11, n. 1-2, 1997.

AMARAL, M. E. M. *et al*. Alimentação de bebês e crianças pequenas em contextos coletivos: mediadores, interações e programações em educação infantil. *Journal of Human Growth and Development*, v. 6, n. 1-2, 1996.

AQUINO F. S. B.; SALOMÃO, N. M. R. Percepções maternas acerca das habilidades sociocomunicativas de bebês. *Psicologia:* ciência e profissão, v. 31, n. 2, p. 252-267, 2011.

BAHIA, C. C. S.; MAGALHÃES, C. M. C.; PONTES, F. A. R. Crenças de mães e professoras sobre o desenvolvimento da criança. *Fractal:* revista de psicologia. (on-line), v. 23, n. 1, p. 99-122, 2011. Disponível em: http://dx.doi.org/10.1590/S1984-02922011000100008. Acesso em: 20 jun. 2022.

BARROS, A. J. *et al.* Preventing acute respiratory infections and diarrhoea in child care centres. *Acta Paediatrica*, n. 88, p. 1113-1118, 1999.

BELISIO, A. S. *Influência de fatores sociais sobre o ciclo sono e vigília de crianças na educação infantil.* 2010. 111 f. Dissertação (Mestrado em Psicobiologia) — Universidade Federal do Rio Grande do Norte, Natal, 2010.

BERLINGUER, G. A promoção da saúde. *In*: BERLINGUER, G. *Questões de vida:* ética, ciência, saúde. Salvador/São Paulo/Londrina: APCE-Hucitec-Cebes, 1993.

BERLINGUER, G. *A doença*. São Paulo: Hucitec, 1988.

BLANK, D. Uso de antitérmicos: quando e como. *Revista da AMRIGS*, v. 55, n. 2, p. 12-16, 2011.

BONFIM, C. M. *et al.* Patógenos respiratórios frequentes em casos de infecções do trato respiratório em crianças de creche. *Jornal de Pediatria*, v. 87, n. 5, p. 439-444, set./out. 2011.

BRASIL. Ministério da Saúde. *Portaria 321, de 26 de maio de 1988*. Brasília, 1988. Disponível em: https://aeap.org.br/wp-content/uploads/2019/10/portaria_federal_321_de_26_de_maio_de_1988_321_88.pdf. Acesso em: 20 jun. 2022.

BRASIL. Ministério da Saúde. Secretaria de Atenção à Saúde. *Protocolos de intervenção para o SAMU 192:* Serviço de Atendimento Móvel de Urgência. Brasília: Ministério da Saúde, 2016.

BRASIL. Ministério da Educação. Secretaria de Educação Básica. *Diretrizes Curriculares Nacionais para a Educação Infantil* (Parecer CNE/CEB nº 20/09). Brasília: MEC, SEB, 2010.

BRASIL. Ministério da Educação. *A Educação Infantil na Base Nacional Comum Curricular.* Brasília, 2018a. Disponível em: www.basenacionalcomum.mec.gov.br. Acesso em: 20 jun. 2022.

BRASIL. Ministério da Saúde. *Caderneta de saúde da criança.* 12. ed. Brasília, 2018b.

BRAZELTON, T. B. *Ouvindo uma criança.* São Paulo: Martins Fontes, 1990.

BRICKS, L. F.; LEONE, C. Utilização de medicamentos por crianças atendidas em creches. *Revista de Saúde Pública*, v. 30, n. 6, p. 527-535, 1996.

BRONFENBRENNER, U. *A ecologia do desenvolvimento humano:* experimentos naturais e planejados. Porto Alegre: Artes Médicas, 2002.

BRUM, E. H.; SCHERMANN, L. Vínculos iniciais e desenvolvimento infantil: abordagem teórica em situação de nascimento de risco. *Revista Ciência e Saúde Coletiva*, v. 9, n. 2, p. 457-467, 2004. Disponível em: http://dx.doi.org/10.1590/S1413-81232004000200021. Acesso em: 20 jun. 2022.

CARVALHO, A. M.; PEDROSA, M. I.; ROSSETTI-FERREIRA, M. C. *Aprendendo com a criança de zero a seis anos*. São Paulo: Cortez, 2012.

CHRISTENSSON, K. *et al.* Separation distress call in the human neonate in the absence of maternal body contact. *J. Acta Paediatrica*, n. 84, p. 468-473, 1995. Disponível em: http://www.ibfan.org.br/documentos/mes/doc8_97.pdf. Acesso em: 20 jun. 2022.

CODY, M. M.; STTONEK, H. M.; O'LEARY, V. S. Recovery of *Giardia lamblia* cysts from chairs and tables in Child Day Care Centers. *Pediatrics*, v. 6, suppl. 2, p. 1006-1008, 1994.

COIMBRA, F. S. R.; TANGERINO, M. Pés descalços na Educação Infantil? *Revista para a Formação de Professores de Educação Infantil e Anos Iniciais*, Instituto Avisa Lá, n. 68, p. 18-22, 2014.

COIMBRA JUNIOR, C. E. A. Typhoid Mary: captive to the public's health (Judith Walzer Leavitt) [Resenha]. *Cadernos de Saúde Pública*, Rio de Janeiro: Fiocruz, v. 14, n. 4, p. 878-879, 1998.

COOK, R. *The year of the intern*. New York: Penguin Publishing, 1972.

CORSI, E.; NASCIMENTO, M. L.; MARANHÃO, D. G. Do meu nariz cuido eu — como educar para os cuidados pessoais num ambiente coletivo. *Revista Avisa* Lá, abr. 2002.

DAMÁSIO, A. *O mistério da consciência:* do corpo e das emoções ao conhecimento de si. São Paulo: Companhia das Letras, 2000.

DOUGLAS, M. *Pureza e perigo*. Lisboa: Edições 70, 1991.

FALK, J. (org.). *Educar os três primeiros anos:* a experiência de Lóczy. Araraquara: Junqueira e Marin, 2004.

FALK, J. (org.). *Bañando al bebê. El arte del cuidado.* Budapeste: Asociación Pikler--Lóczy de Hungria, 2013.

FERNANDES, R. M. F. O sono normal. *Medicina*, Ribeirão Preto, v. 39, n. 2, p. 157-168, abr./jun. 2006.

FOUCAULT, M. *História da sexualidade. O cuidado de si.* Rio de Janeiro: Graal, 1984. v. 3.

FREDERICO NETO, F. *Referência e contra-referência de crianças entre creches e serviços de saúde na região Santana-Tucuruvi, município de São Paulo*. 1999. Dissertação (Mestrado em Pediatria) — Faculdade de Medicina, Universidade de São Paulo, São Paulo, 1999.

GERMINI, M. C. B. Y. *Pesquisa de bactérias e vírus intestinais em uma população infantil do noroeste paulista*. 2012. 88 f. Dissertação (Mestrado em Medicina Interna; Medicina e Ciências Correlatas) — Faculdade de Medicina de São José do Rio Preto, São José do Rio Preto, 2012.

GONZALEZ-MENA, J.; EYER, D. W. *O cuidado com bebês e crianças pequenas na creche:* um currículo de educação e cuidados baseado em relações qualificadas. 9. ed. Porto Alegre: Editora AMGH, 2014.

HELMAN, C. G. *Saúde, doença e cultura*. 2. ed. Porto Alegre: Artmed, 1994.

HEVESI, K. A participação da criança no cuidado de seu corpo. *In*: FALK J. (org.). *Educar os três primeiros anos. A experiência de Lóczy*. Araraquara: JM, 2004.

HIRATA, H.; GUIMARÃES N. A. (org.). *Cuidado e cuidadoras:* as várias faces do trabalho do care. São Paulo: Atlas, 2012.

HOUZEL, S. H. O todo e as partes. *Folha de S.Paulo*, São Paulo, 14 maio 2014. Disponível em: http://www1.folha.uol.com.br/colunas/suzanaherculanohouzel/2014/05/1460465-o-todo-e-as-partes.shtml. Acesso em: 20 jun. 2022.

JUNG, J. M. *et al*. Melanose neurocutânea. Relato de caso com melanoma maligno do sistema nervoso central. *Revista da Associação Médica Brasileira*, v. 44, n. 1, p. 50, 1998.

KARAJÁ, H. *O cuidado com a criança Karajá*. 2009. Trabalho de Conclusão de Curso (Bacharelado em Enfermagem) — Universidade de Santo Amaro, São Paulo, 2009.

LAMMERT, D. S.; WILSON, K. D.; WILSON, D. A criança com disfunção gastrointestinal. *In*: HOCKENBERRY, M. J.; WONG W. D. *Fundamentos de enfermagem pediátrica*. Rio de Janeiro: Elsevier, 2014. p. 730-782.

LAZNIK, M. C.; OLIVEIRA, E. P. Em busca da melodia. *In*: PINTO, G. C. *Doenças do cérebro:* autismo. São Paulo: Duetto, 2010.

LEAL, G. Dá um trabalho... mas vale a pena. *Revista Scientific American:* mente e cérebro, ano XI, n. 275, p. 21-23, dez. 2015.

LEFEVRE, F.; LEFEVRE, A. M. C. *A promoção de saúde:* a negação da negação. Rio de Janeiro: Editora Vieira & Lent, 2004.

LOURENÇÃO, L. G. *Infecções respiratórias por vírus sincicial respiratório em criança de creche*. 2006. Dissertação (Mestrado em Ciências da Saúde) — Faculdade de Medicina de São José do Rio Preto, São José do Rio Preto, 2006.

MARANHÃO, D. G. O cuidado como elo entre a saúde e educação. *Cadernos de Pesquisa*, São Paulo, n. 111, dez. 2000a.

MARANHÃO, D. G. O processo saúde-doença na perspectiva dos educadores infantis. *Caderno de Saúde Pública*. v. 16, n. 4, p. 1143-1148, 2000b.

MARANHÃO, D. G. O binômio cuidar e educar das crianças na instituição de educação infantil. *In*: DAVID, C. M.; GUIMARÃES, J. G. M. *Pedagogia cidadã:* cadernos de formação. Educação Infantil. 2. ed. São Paulo: Fundação Editora Unesp, 2006.

MARANHÃO, D. G. Saúde e bem-estar das crianças: uma meta para educadores, familiares e profissionais de saúde. *In*: SEMINÁRIO NACIONAL: CURRÍCULO EM MOVIMENTO. PERSPECTIVAS ATUAIS, 1., 2010, Belo Horizonte. *Anais* [...]. Belo Horizonte, nov. 2010.

MARANHÃO, D. G. O cuidado de si e do outro. *Revista Educação,* número especial: Educação Infantil, São Paulo, out. 2011a.

MARANHÃO, D. G. Mamãe eu quero mamar. *Revista de Formação de Professores da Educação Infantil e Séries Iniciais*, Instituto Avisa Lá, ago. 2011b. Disponível em: https://avisala.org.br/index.php/assunto/jeitos-de-cuidar/mamae-eu-quero-mamar/. Acesso em: 20 jun. 2022.

MARANHÃO, D. G. O conhecimento para preservar a vida: um tema delicado. *Veras, Revista Acadêmica de Educação*, São Paulo, v. 1, p. 1-15, 2011c.

MARANHÃO, D. G. Aprimorando os cuidados na Educação Infantil para um recomeço seguro. *In*: SANTOS, M. O. (org.). *Educação Infantil em tempos de pandemia*. Salvador: EDUFBA, 2021. p. 87-104.

MARANHÃO, D. G. *et al*. Que choro é esse? *Revista de Formação de Professores da Educação Infantil e Séries Iniciais*, Instituto Avisa Lá, v. 31, n. 1, p. 410, jul. 2007. Disponível em: http://avisala.org.br/index.php/assunto/jeitos-de-cuidar/que-choro-e-esse/. Acesso em: 20 jun. 2022.

MARANHÃO, D. G. *et al.* Muito mais que trocar fraldas. *Revista de Formação de Professores da Educação Infantil e Séries Iniciais*, Instituto Avisa Lá, nov. 2013. Disponível em: https://avisala.org.br/index.php/conteudo-por-edicoes/revista-avisa-la-56/muito-mais-do-que-trocar-fraldas/. Acesso em: 20 jun. 2022.

MARANHÃO, D. G. *et al.* Observar para integrar saúde e educação. *Veras, Revista Acadêmica de Educação*, São Paulo, v. 5, n. 2, p. 133-147, jul./dez. 2015.

MARANHÃO, D. G.; SARTI, C. A. Cuidado compartilhado: negociações entre famílias e profissionais em uma creche. *Interface:* comunicação, saúde, educação, v. 11, n. 22, p. 257-270, 2007.

MARANHÃO, D. G.; SARTI, C. A. Creche e família: uma parceria necessária. *Cadernos de Pesquisa*, v. 38, n. 133, p. 171-194, 2008.

MARANHÃO, D. G.; VICO, E. S. R. Higiene e precauções padrões em creche e pré-escola: contribuindo para um ambiente saudável. *In*: SANTOS, L. E. S. *Creche e pré-escola:* uma abordagem de saúde. Porto Alegre: Artes Médicas, 2004. p. 131-148.

MARANHÃO, D. G.; ORTIZ, C. As crianças adoram.... já os adultos. *Revista Avisa Lá*, 2006.

MARANHÃO, D. G.; RUSSO, G. F. Percepções sobre o desenvolvimento infantil após a freqüência à creche. In: *Simpósio da Associação Brasileira de Enfermagem*, 2010.

MARTINS, J.; VERÍSSIMO M. D. L. O. Conhecimentos e práticas de trabalhadoras de creches municipais relativos ao cuidado da criança com infecção respiratória aguda. *Interface*, Botucatu, v. 10, n. 20, jul./dez. 2006.

MAUSS, M. As técnicas corporais. *In*: MAUSS, M. *Sociologia e antropologia*. São Paulo: Cosac Naify, 2003. p. 401-422.

MAYROFF, M. *On caring*. New York: Harper&How, 1971.

MINISTÉRIO DA SAÚDE. *Caderneta da criança*. Brasília, 2019.

MORILLO S. G. *et al.* Caracterização de genótipos de rotavírus em creches: era pré e pós-vacinação contra o rotavírus. *Jornal de Pediatria*, Rio de Janeiro, v. 86, n. 2, abr. 2010.

NESTI, M. M.; GOLDBAUM, M. As creches e pré-escolas e as doenças transmissíveis. *Jornal de Pediatria*, Rio de Janeiro, v. 83, n. 4, jul./ago. 2007.

NOBRE, F. S. S. *et al.* Análise das oportunidades para o desenvolvimento motor (*affordances*) no ambiente doméstico no Ceará-Brasil. *Revista Brasileira de Crescimento e Desenvolvimento Humano*, v. 19, n. 1, p. 9-18, 2009.

NUNES, D. M. *Linguagem do cuidado*. 1996. Tese (Doutorado em Ciências da Saúde) — Departamento de Enfermagem, Universidade Federal do Rio Grande do Sul, Porto Alegre, 1996.

OJEDA, E. N. S. Desenvolvimento integral da criança. *In*: *METAS da Cúpula Mundial em Favor da Infância*. Washington: OPAS, 1997/ Brasília, 1999.

OLIVEIRA, D. M. M. *Detecção e caracterização de calicivírus em amostras fecais de crianças frequentadoras de creche em Goiânia, Goiás*. 2013. 73 f. Dissertação (Mestrado em Medicina Tropical e Saúde Pública) — Universidade Federal de Goiás, Goiânia, 2013.

OLIVEIRA, Z. R. *Jogo de papéis*: um olhar sobre as brincadeiras infantis. São Paulo: Cortez, 2011.

OLIVEIRA, Z. R. *et al. O trabalho do professor de educação infantil. Projetos e práticas pedagógicas*. 2. ed. São Paulo: Biruta, 2019.

RANGEL, M. A. *et al.* Qualidade do sono e prevalência das perturbações do sono em crianças saudáveis em Gaia: um estudo transversal. *Revista Portuguesa Medicina Geral e Familiar*, Lisboa, v. 31, n. 4, ago. 2015.

REZENDE, M. A.; BETELI, V. C.; SANTOS, J. L. F. Avaliação de habilidades de linguagem e pessoal-sociais pelo Teste de Denver II em instituições de educação infantil. *Acta Paulista de Enfermagem*, v. 18, n. 1, p. 56-63, 2005. Disponível em: http://dx.doi.org/10.1590/S0103-21002005000100008. Acesso em: 20 jun. 2022.

RUSSO, G. *A promoção do desenvolvimento infantil no contexto da creche*. 2009. Trabalho de Conclusão (Bacharelado em Enfermagem) — Universidade de Santo Amaro, São Paulo, 2009.

SANTOS, F. S. *Incidência de infecções virais das vias aeríferas superiores em crianças e seu estudo por meio de um modelo matemático*. 2009. Tese (Doutorado em Ciências da Saúde) — Faculdade de Medicina de São José do Rio Preto, São José do Rio Preto, 2009.

SANTOS, M.; MARANHÃO, D. G. Adeus às fraldas. *Revista de Formação de Professores da Educação Infantil e Séries Iniciais*, Instituto Avisa Lá, jan. 2007. Disponível em: https://avisala.org.br/index.php/assunto/jeitos-de-cuidar/adeus-as-fraldas/. Acesso em: 20 jun. 2022.

SARTI, C. A.; MARANHÃO, D. G. A creche é o pai: instituição pública ou projeção de uma família idealizada? *In*: MULLER, F. (org.). *Infância em perspectiva:* políticas, pesquisas e instituições. São Paulo: Cortez, 2010. p. 223.

SILVEIRA, G. T.; PEREIRA, I. M. T. B. Escolas promotoras da saúde ou escolas promotoras de aprendizagem/educação? *In*: LEFEVRE, F.; LEFEVRE, A. M. C. *Promoção da saúde:* a negação da negação. Rio de Janeiro: Vieira e Lent, 2004.

STORK, H. L. O.; MOTA, G. Os bebês falam. Como você os compreende? Uma comparação intercultural. *In*: BUSNEL, M. C. *A linguagem dos bebês*. São Paulo: Escuta, 1997.

UJVARI, S. C. *História das epidemias*. São Paulo: Contexto, 2021.

VASCONCELOS, A. *et al*. *Infecções respiratórias recorrentes:* visão multidisciplinar. Queluz: Círculo Médico, 2012. E-book.

VERISSIMO, M. L. Ó. R. Ocorrência de agravos respiratórios em creches universitárias e municipais na cidade de São Paulo. *Revista Brasileira de Crescimento e Desenvolvimento Humano*, v. 15, n. 2, p. 1-12, 2005.

VERÍSSIMO, R. *Desenvolvimento psicossocial (Erik Erikson)*. Porto: Faculdade de Medicina do Porto, 2002.

VICO, E. S. R.; LAURENTI, R. Mortalidade de crianças usuárias de creches no município de São Paulo. *Revista de Saúde Pública*, v. 38, n. 1, p. 38-44, 2004.

VICTORA, C. G. *et al*. Fatores de risco nas IRA baixas. *In*: BENGUIGUI, Y. *et al*. *Infecções respiratórias em crianças*. Washington: OPAS, 1998. p. 43-61.

VYGOTSKY, L. S. *Psicología del arte*. Barcelona: Barral Editores, 1970.

VYGOTSKY, L. S. *Pensamento e linguagem*. São Paulo: Martins Fontes, 1993.

VYGOTSKY, L. S.; LURIA, A. R. A criança e seu comportamento. *In*: VYGOTSKY, L. S.; LURIA, A. R. *Estudos sobre a história do comportamento:* símios, homem primitivo e criança. Porto Alegre: Artes Médicas, 1996.

WALLON, H. *Psicologia e educação da criança*. Lisboa: Veja, 1979.

WALLON, H. O papel do outro na consciência do eu. *In*: WEREBE, M. J. G.; NADELBRULFERT, J. *Henry Wallon*. São Paulo: Ática, 1986.

WEBB, K.; BLOND, J. Teacher knowledge: the relationship between caring and knowing. *Teacher & Teacher Education*, v. 11, n. 6, p. 611-625, 1995.

WERNER, J. *Saúde & educação*: desenvolvimento e aprendizagem do aluno. Rio de Janeiro: Gryphus, 2005.

WHO. A carta de Ottawa. *Conferência Internacional de Promoção* à *Saúde.* Ottawa, 1986. Disponível em: http://bvsms.saude.gov.br/bvs/publicacoes/carta_ottawa.pdf. Acesso em: 20 jun. 2022.

WINNICOTT, D. *Natureza humana*. Rio de Janeiro: Imago, 1990.